全视频
中医经典自然疗法丛书

跟国医名师学刮痧

北京中医药大学针灸推拿专业
博士生导师 李志刚 主编

陕西新华出版传媒集团
陕西科学技术出版社
Shaanxi Science and Technology Press

图书在版编目（CIP）数据

跟国医名师学刮痧 / 李志刚主编 . — 西安：陕西科学技术出版社 , 2017.4
（全视频中医经典自然疗法丛书）
ISBN 978-7-5369-6941-4

Ⅰ.①跟… Ⅱ.①李… Ⅲ.①刮搓疗法Ⅳ.① R244.4

中国版本图书馆 CIP 数据核字 (2017) 第 070302 号

跟国医名师学刮痧

出 版 者	陕西新华出版传媒集团　陕西科学技术出版社
	西安北大街 131 号　邮编 710003
	电话（029）87211894　传真（029）87218236
	http://www.snstp.com
发 行 者	陕西新华出版传媒集团　陕西科学技术出版社
	电话（029）87212206　87260001
责任编辑	宋宇虎　高　曼
文案统筹	深圳市金版文化发展股份有限公司
摄影摄像	深圳市金版文化发展股份有限公司
印　　刷	陕西思维印务有限公司
规　　格	723mm×1020mm　1/16
印　　张	14
字　　数	250 千字
版　　次	2017 年 4 月第 1 版
	2017 年 4 月第 1 次印刷
书　　号	ISBN 978-7-5369-6941-4
定　　价	39.80 元

版权所有　翻印必究

前言

Preface

每个人都希望身体健康，与疾病无缘，得到永保青春、长生不老的妙方。急病就医，未病已防，有时最有效的方法是最简单的，比如刮痧疗法。中医认为，疾病的根源在于我们吸收了太多的毒素，这些毒素在吸收之后进入血液，被污染的血液流进五脏六腑，相应的部位就会出现不同的反应。只要我们掌握了净化血液的方法——刮痧，便可随时随地将身体里的血毒清除出去，保证身体健康无恙。

刮痧的源头可追溯到旧石器时代。远古时候，当人们患病时，不经意间用石片在身上捶击，结果竟然能使病症得到缓解。时间一长，自然就形成了砭石治病法，这就是"刮痧"的雏形。刮痧在古代又称"刮治"，到清代被命名为"刮痧"，一直沿用至今。

刮痧疗法属于自然疗法中的一种，有着操作简便、易学易懂、效果显著而无副作用的特点。一般是用光滑的硬物或刮痧板等工具，在人体皮肤的特定部位进行反复摩擦、点按等一系列良性的物理刺激，造成皮肤表面瘀血点、瘀血斑或点状出血，从而改善局部气血循环，达到祛邪解表、活血散瘀、舒筋通络、清热解毒、开窍益神等目的。

本书图文并茂、内容丰富，部分病症还附上了随症药膳，平日在养生保健、防病治病等方面遇到的一些困惑，都能依此书找到解决方法。另外，书中的每个保健治病法均配上了相应的二维码，即使没有医学基础知识，您只需扫码看视频，跟着视频的讲解也可以学会用刮痧为自己、为家人解急时之需。由于版面问题，书中未能将视频中所有的特效穴一一展现，读者可结合自身情况将其用为随症穴位，自诊自疗，做好预防保健，将健康掌握在自己手中。

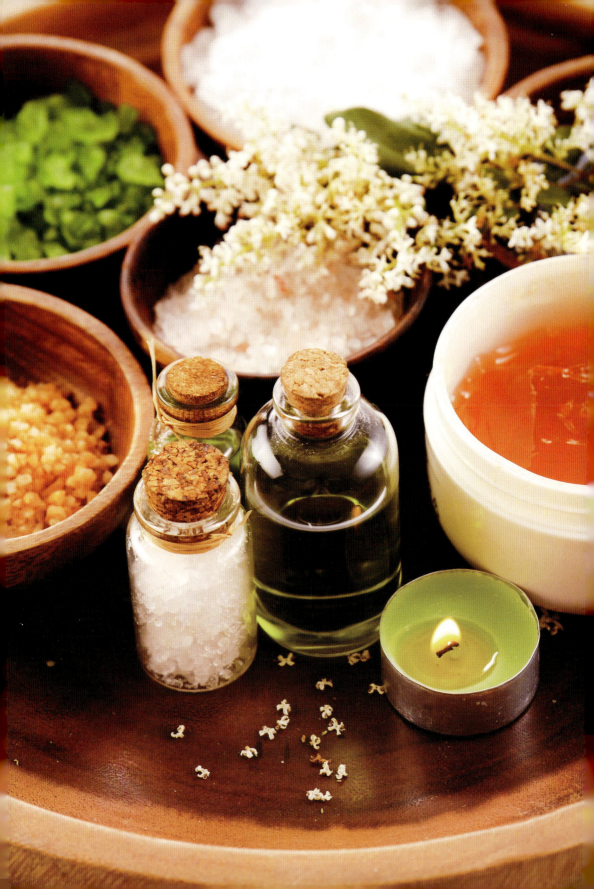

目录 / Contents

PART 1
不可不知的刮痧基础知识

追本溯源话刮痧	002
现代医学告诉您：刮痧为何能治病	003
找准穴位是关键：图解4种取穴法	005
穴位配得对，疗效翻几倍	008
掌握7大手法要诀，刮痧更科学	009
6种刮痧用具，各显其能	011
记住这些技巧、要领，刮痧事半功倍	013
随证而治——刮痧的补泻手法	014
刮痧不可大意——这些细节需注意	015
刮痧的适应证与禁忌证	016
解读痧象——身体发出的不健康信号	017
人体十四经脉的刮痧路线	018

PART 2
刮痧健体，养出平和体质

健脾养胃	022	降压降糖	033
养心安神	023	消除疲劳	034
疏肝解郁	024	延年益寿	035
宣肺理气	025	改善阳虚体质	036
补肾强腰	026	改善阴虚体质	037
美容养颜	027	改善气虚体质	038
瘦身降脂	028	改善痰湿体质	039
调经止带	029	改善血瘀体质	040
排毒通便	030	改善气郁体质	041
益气养血	031	改善湿热体质	042
清热泻火	032		

PART 3
舒缓身心，"刮"走亚健康状态

头痛	044	疲劳综合征	054
偏头痛	046	胸闷	055
眩晕	048	肥胖症	056
失眠	050	空调病	058
低血压	052	黑眼圈、眼袋	059
神经衰弱	053	黄褐斑	060

PART 4
健康天天享，"刮"走日常病症

感冒	062	慢性胃炎	092
发热	064	胆石症	093
肺炎	065	慢性胆囊炎	094
咳嗽	066	癫痫	095
慢性咽炎	068	麦粒肿	096
支气管炎	070	酒渣鼻	097
哮喘	072	痤疮	098
打嗝	074	鼻炎	100
呕吐	076	牙痛	102
胃痛	078	急性扁桃体炎	104
腹胀	080	皮肤瘙痒症	106
腹泻	082	荨麻疹	107
便秘	084	湿疹	108
痔疮	086	带状疱疹	109
痢疾	088	神经性皮炎	110
消化不良	090	冻疮	111
急性肠炎	091	脚气	112

目录 / Contents

落枕	113	小腿抽筋	118
网球肘	114	脚踝疼痛	119
腰肌劳损	115	中暑	120
腰椎间盘突出	116	水肿	122
急性腰扭伤	117		

PART 5 延年益寿，"刮"走中老年多发病

高血压	124	膝关节炎	133
高脂血症	126	耳鸣、耳聋	134
糖尿病	128	中风后遗症	136
肩周炎	130	三叉神经痛	138
坐骨神经痛	132	面神经麻痹	140

PART 6 调和阴阳，"刮"走两性烦恼

慢性肾炎	142	阴囊潮湿	158
前列腺炎	144	不育症	159
膀胱炎	146	月经不调	160
尿道炎	148	痛经	162
尿潴留	150	崩漏	164
早泄	152	白带异常	166
阳痿	154	慢性盆腔炎	168
遗精	156	子宫脱垂	170

急性乳腺炎 …… 171	产后腹痛 …… 176
乳腺增生 …… 172	更年期综合征 …… 178
妊娠呕吐 …… 174	不孕症 …… 180
产后缺乳 …… 175	

PART 7 茁壮成长，"刮"走小儿不适

小儿感冒 …… 182	小儿厌食 …… 200
小儿咳嗽 …… 184	小儿消化不良 …… 202
小儿发热 …… 186	小儿佝偻病 …… 203
小儿扁桃体炎 …… 187	小儿多动症 …… 204
小儿咽炎 …… 188	小儿盗汗 …… 206
小儿哮喘 …… 189	小儿遗尿 …… 208
小儿口疮 …… 190	小儿脑炎后遗症 …… 210
小儿流涎 …… 192	小儿落枕 …… 211
小儿流鼻血 …… 194	小儿惊风 …… 212
小儿腹泻 …… 196	小儿夜啼 …… 214
小儿便秘 …… 198	小儿失眠 …… 216

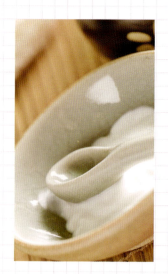
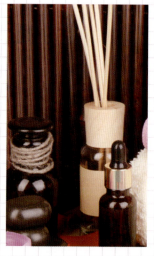
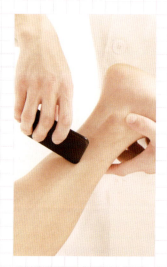

PART 1 不可不知的刮痧基础知识

刮痧疗法堪称中国传统医学的瑰宝,其独有的祛瘀生新、排毒养生等功效能让人们轻松养出一副好身体。本章详解了刮痧的基础知识,包括刮痧的起源、功效、取穴配穴方法、操作方法及注意事项等。给自己一个接触刮痧疗法的机会,为家人刮痧,轻松乐享健康。

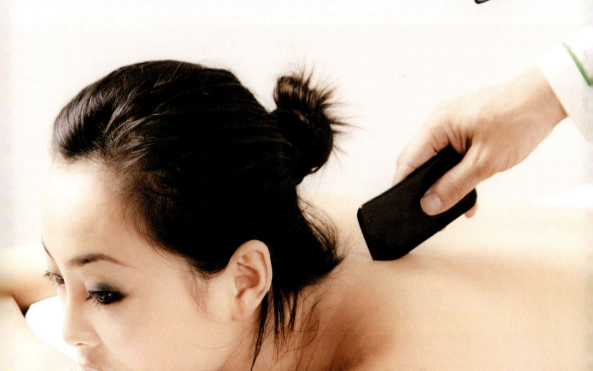

追本溯源话刮痧

　　刮痧是中医治疗学的一个重要的组成部分，其发展历史悠久，源远流长。"刮痧"这种疗法起源于旧石器时代，人们患病时，出于本能用手或者石片抚摩、捶击身体表面的某一部位，有时竟然能使疾病得到缓解。通过长期的实践与积累，逐步形成了"刮痧"，长期以来流传于民间，薪火相传，沿用不废。早在《五十二病方》、《黄帝内经》中就有其所用工具、技术要领、方法、步骤、要求、医疗效果、适应证等的论述，并且多与砭石、针灸、热熨、推拿、拔罐、放血等法相合而论，可以看出这些疗法的源流紧密联系，相互演变而产生。宋元明之际，民间已比较广泛地应用刮痧疗法，并且有关痧症的记述非常丰富，如在宋·王棐《指迷方瘴疟论》、元·危亦林《世医得效方》、明·虞抟《医学正传》、明·张景岳《景岳全书》中均有相关论述。在清代，医家对痧症的研究取得了突破性进展，其主要标志就是出现了第一部痧症研究专著——郭志邃撰于康熙初期的《痧胀玉衡》，从痧的病源、流行、表现、分类、刮痧方法、工具以及综合治疗等方面都作了较为详细的论述。之后有《痧症全书》、《疫痧二症合编》、《瘟痧要编》等20余部痧科专著相继问世。

　　刮痧疗法一直流传至今，被收入了许多医书中。近代曾有人专门对这一方法进行了研究和发掘，并在有关杂志上撰文进行了介绍和推广。在科学技术高度发展的今天，人们在享受高科技和新技术所带来的现代文明及舒适生活的同时，也认识到了随之而来的环境污染、生态失衡以及化学合成药物毒副作用所造成的危害。于是传统疗法受到了人们的青睐，刮痧疗法逐步走进千家万户。近些年来，众多的医务工作者、科技工作者及其他有识之士，在发掘弘扬刮痧疗法中，做了许多有意义的工作。他们从民间流传的刮痧疗法中受到启发，经过深入研究和实践，将刮痧的方法和中医经络腧穴知识结合起来，以经络腧穴学说和现代医学理论为指导，通过理论上反复研究和临床上不断验证，对古典的刮痧药械、方法进行了全面创新，变民间的传统刮痧为现代的科学刮痧，有效防治多种疾病，并应用到防病保健、美容美体领域。尤其对多种常见病，如感冒发热、颈椎病、高血压、神经性头痛、肩关节周围炎、腰背疼痛等，起到了显著的疗效。在机理研究上，从活血化瘀、免疫调节、改善新陈代谢等方面进行钻研，使刮痧疗法与针灸、按摩、拔罐等方法成为公费医疗、医疗保险的特色项目。

　　刮痧疗法发展到现在，已由原来粗浅、主观、单一的经验疗法，上升到有系统中医理论指导、有完整手法和改良工具、适应病种广泛的自然疗法之一。尤其是它的治疗范围在传统刮痧疗法主要治疗痧症的基础上广为扩大，已能治疗内科、妇科、男科、儿科、外科、皮肤科、伤科、眼科等11大类多种病症。如今，它已不仅仅是仍然流行于民间的特色疗法，也是当今医疗机构对于骨关节疼痛性疾病的常用治疗方法。刮痧疗法适应了人们对非药物疗法的需要，正以崭新的面貌为社会和广大民众服务。

现代医学告诉您：刮痧为何能治病

刮痧是以中医脏腑经络学说为理论指导，集针灸、按摩、点穴、拔罐等非药物疗法之所长，用水牛角、玉石等为材料做成刮痧板，配合刮痧疏导油进行人体表皮刺激的一种自然疗法。就这么简简单单刺激人体表皮为何会有治病的作用呢？这些作用又是通过什么途径来实现的呢？下面将为您答疑解惑。

刮痧的作用原理

①祛瘀生新
刮痧疗法直接刺激体表皮肤，可祛瘀生新。刮痧一般先刮头颈部，由于"头为诸阳之会"，且吴尚先《理瀹骈文》中记载："阳痧腹痛，莫妙以瓷调羹蘸香油刮背，盖五脏之系，咸在于背，刮之则邪气随降，病自松解。"说明五脏六腑之精气与背部密切相关，且其腧穴均分布于背部，刮治可使脏腑秽浊之气通达于外，促进全身的气血流畅，增加组织流量，使血液回流加快，循环增强，从而改善全身的血液循环，起到祛瘀生新的作用。

②排毒解毒
皮毛有直接呼吸和排泄的作用。通过对皮肤的刮拭，能发汗解表、排毒解毒，使体内的瘀血浊毒排出体外。另外，血管神经受到刺激后会使血管扩张，血液及淋巴液循环增强，使末端的肌肉和神经得到充分的营养，从而促进和加强了全身的新陈代谢。

③调整阴阳
刮痧可直接通过腧穴的作用，调整脏腑功能，使人体气血旺盛，正气内守，脏腑阴阳得到平衡，则不易受邪气侵害，有强身保健之功效。现代医学认为，刮痧直接刺激了末梢神经，增强其传导以加强人体的防御功能。

④调整关节
肌腱、韧带对保持骨关节的位置和功能具有重大的作用。刮痧可从根本上改善组织营养，使缺氧和代谢产物堆积所导致的痉挛疼痛以及退行性病变得到缓解，放松紧张的肌肉，缓解肌肉的疼痛，促进代谢，松解粘连，减轻关节压迫症状，促进骨关节的运动以及损伤瘀血的吸收，消除了疼痛病灶，提高了患者的痛阈，从而调整了骨关节的功能。

刮痧的作用途径

①神经反射
刮痧具有三种作用,即机械刺激、电位形成和由于细胞损伤释放出生物活性物质,刮拭部位的神经于是发出向心神经冲动。人体对这样的刺激作出了局部的、节段的和全身的应答反应,通过机体神经系统、自主神经系统以及下丘脑－垂体－肾上腺系统增强人体内环境的适应性和防御机制,提高人的适应能力。

②自主神经
刮痧既可产生拟交感、拟副交感神经的作用,又可产生抗副交感神经的作用,其作用机理是通过自主神经途径来实现的。如点按人中穴对心血管系统产生拟交感效应,按揉足三里穴产生拟副交感神经样作用。

③气生物能
有学者认为"气"是生命的力量,经络就是"气"运行全身的通道。因而"气"的运行就是动作电位在自主神经纤维上的传播。也有人认为体内"气"的电位是不均匀分布的,经络是场力的聚集,脏腑是人体"气"的原始产生者,在刮拭过程中,是"气"的变化发生了作用。

④结缔组织
刮痧作用不仅通过自主神经,还可以通过结缔组织来调理内脏系统。实践证明,当肠蠕动亢进时,在腹部和背部适当部位刮痧,通过经络将气血运行到全身,可使亢进者受到抑制而恢复正常;反之,肠道蠕动功能减退者,则可促进其蠕动恢复正常。由此可见,刮痧对内脏的调理作用是双向的。

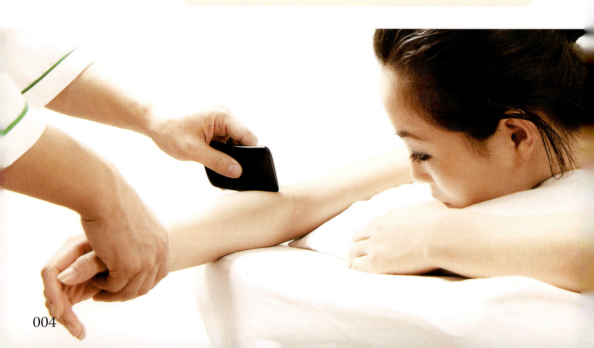

找准穴位是关键：图解 4 种取穴法

人体出现疾病时我们可以通过刮拭人体的一些经络穴位来缓解和治疗，所以取穴尤为关键，自然而然穴位的定位也就成了重中之重。如果找对了穴位，再加上适当的操作手法，便可以益寿延年，缓解身体的各类疾病，但如果在一窍不通或是一知半解的情况下胡乱摆弄，则往往会弄巧成拙。所以，在进行自我刮痧之前，要先学会如何找准穴位。下面我们罗列了 4 种常用的简便取穴方法。

手指同身寸定位法

手指同身寸度量取穴法是指以患者本人的手指为标准度量取穴，是临床取穴定位常用的方法之一。这里所说的"寸"，与一般尺制度量单位的"寸"是有区别的，是用被取穴者的手指作尺子测量的。由于人有高矮胖瘦之分，不同的人用手指测量到的一寸也不等长。因此，测量穴位时要用被测量者的手指作为参照物，才能准确地找到穴位。

拇指同身寸：拇指指间关节的横向宽度为1寸。

中指同身寸：中指中节屈曲，内侧两端纹头之间作为1寸。

横指同身寸：又称"一夫法"，指的是食指、中指、无名指、小指并拢，以中指近端指间关节横纹为准，四指横向宽度为3寸。

另外，食指和中指二指指腹横宽（又称"二横指"）为1.5寸。食指、中指和无名指三指指腹横宽（又称"三横指"）为2寸。

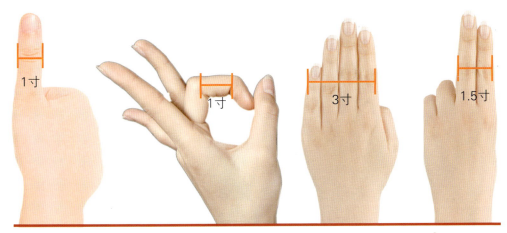

常用同身寸示意图

体表标志定位法

固定标志：常见判别穴位的标志有眉毛、乳头、指甲、趾甲、脚踝等。如：神阙位于腹部脐中央；膻中位于两乳头中间。

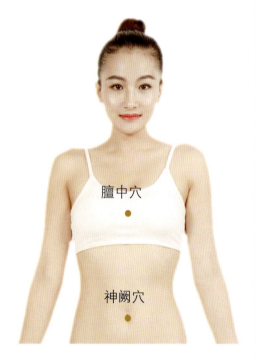

动作标志：需要作出相应的动作姿势才能显现的标志，如张口取耳屏前凹陷处即为听宫穴。

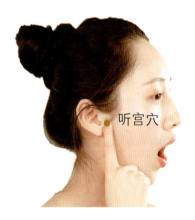

骨度分寸定位法

始见于《灵枢·骨度》篇，它是将人体的各个部位分别规定其折算长度，作为量取腧穴的标准。如前后发际间为12寸；两乳间为8寸；胸骨体下缘至脐中为8寸；耳后两乳突（完骨）之间为9寸；肩胛骨内缘至背正中线为3寸；肩峰缘至背正中线为8寸；腋前（后）横纹至肘横纹为9寸；肘横纹至腕横纹为12寸；股骨大粗隆（大转子）至膝中为19寸；膝中至外踝尖为16寸。

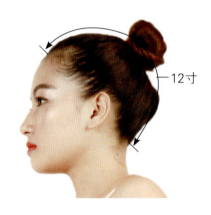

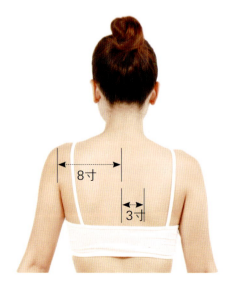

骨度分寸定位表

部位	起止点	折量寸	度量方法
头部	前发际到后发际	12寸	直
	耳后两乳突之间	9寸	横
	眉心到前发际	3寸	直
胸腹部	天突穴到剑突处	9寸	直
	剑突到肚脐	8寸	直
	脐中到耻骨联合部	5寸	直
	两乳头之间	8寸	横
侧身部	腋窝下到季肋	12寸	直
	季肋下到髀枢	9寸	直
上肢部	腋前纹头到肘横纹	9寸	直
	肘横纹到腕横纹	12寸	直
下肢部	耻骨联合处到股骨下端内侧髁	18寸	直
	胫骨下端内侧髁到内踝尖	13寸	直
	髀枢到外膝眼	19寸	直
	外膝眼到外踝尖	16寸	直

说明：度量方法中的"直"指矢状线，即与人体正中线平行的线为"直线"；"横"即与人体正中线水平垂直的线为"横线"；"季肋"即第11肋骨的下缘；"髀枢"即人体股骨大转子处。

感知找穴法

身体感到异常，用手指压一压、捏一捏、摸一摸，如果有痛感、硬结、痒等感觉，或与周围皮肤有温度差，如发凉、发烫，或皮肤出现黑痣、斑点，那么这个地方就是所要找的穴位。感觉疼痛的部位，或者按压时有酸、麻、胀、痛等感觉的部位，可以作为阿是穴治疗。阿是穴一般在病变部位附近，也可在距离病变部位较远的地方。

穴位配得对，疗效翻几倍

配穴是在选穴的基础上，选取两个或两个以上、主治相同或相近，具有协同作用的腧穴加以配伍应用的方法。其目的是加强腧穴的治病作用，配穴是否得当，直接影响治疗效果。常用的配穴方法主要包括远近配穴、表里配穴、前后配穴、上下配穴和左右配穴等。

远近配穴

远近配穴法，是近部选穴和远端选穴相配合使用的一种配穴法。配穴的原则是根据病性、病位的循经取穴或辨证取穴。远近配穴法，实际上包括了近部取穴、远部取穴和辨证取穴三部分，只有把三者有机地配合成方，才能获得良好效果。这种配穴方法，局部选穴多位于头、胸、腹、背的躯干部，远端取穴多位于四肢肘膝以下部位。如《灵枢》中治疗"大肠胀气"，因气上冲胸而见气喘，取穴气海、上巨虚、足三里等。气海是调气消胀的要穴，为局部取穴；上巨虚是大肠的下合穴，足三里是胃的下合穴，均属于足阳明经，是循经远端取穴。

表里配穴

表里配穴法，是以脏腑、经脉的阴阳表里关系为配穴依据，即阴经病变，可同时在其相表里的阳经取穴；阳经的病变，可同时在其相表里的阴经取穴。如寒邪客于阳明胃经，经气上逆，可见嗳气、胸闷，取足太阴的太白和阳明的足三里，就是根据脏腑、经脉的表里关系进行配穴的。这种配穴方法可用于原络配穴，一般常见病症可采用。

前后配穴

前后配穴法，前指胸腹，后指腰背，即选取前后部位腧穴配伍成方的配穴方法。凡脏腑有病均可采用前后配穴法治疗。临床通常采用俞募配穴法，即取胸腹部的募穴和腰背部的俞穴相配合应用。俞募配穴法的基本原则是"从阳引阴，从阴引阳"。所以应用时，不一定局限于俞穴、募穴。

上下配穴

上下配穴法，是泛指人体上部腧穴与下部腧穴配合应用。上，指上肢和腰部以上；下，指下肢和腰部以下。上下配穴法在临床上应用最广。例如胃痛，上肢取内关，下肢取足三里；咽喉痛、牙痛，上肢取合谷，下肢取内庭等。

左右配穴

左右配穴法，是根据病邪所犯经络的不同部位，以经络循行交叉特点为取穴依据的配穴方法。它既可左右双穴同取，也可左病取右，右病取左；既可取经穴，又可取络穴，随病而取。例如：左侧面瘫取右侧合谷，右侧面瘫取左侧合谷。临床对于内脏病的取穴，一般均可左右同用。

掌握 7 大手法要诀，刮痧更科学

要刮痧首先要学会正确的持板方法，也就是握板法，否则刮痧时容易疲惫且效果不佳。正确的握板方法是：刮痧板的长边横靠在手掌心，大拇指和其他四个手指分别握住刮痧板的两边，刮痧时用手掌心的部位向下按压。

刮痧法根据刮拭的角度、身体适用范围等方面可以分为面刮法、平刮法、角刮法、推刮法、立刮法、点按法、按揉法等。

● 面刮法

面刮法是最常用的刮拭方法。手持刮痧板，向刮拭的方向倾斜30°～60°，以45°最为普遍，依据部位的需要，将刮痧板的一半长边或全部长边接触皮肤，自上而下或从内到外均匀地向同一方向直线刮拭，适用于身体平坦部位的经络和穴位。

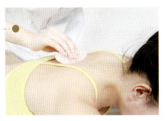

● 平刮法

手法与面刮法相似，只是刮痧板向刮拭的方向倾斜的角度小于15°，而且向下的渗透力也较大，刮拭速度缓慢。平刮法是诊断和刮拭疼痛区域的常用方法。

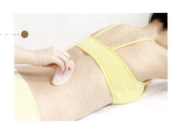

● 角刮法

角刮法是使用刮痧板的角部在穴位处自上而下进行刮拭，刮板面与皮肤呈45°方向，适用于肩部、胸部等部位或穴位的刮痧。刮拭时要注意不宜过于生硬，因为角刮法比较便于用力，所以要避免用力过猛而伤害皮肤。

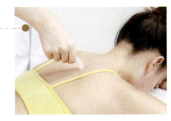

● 推刮法

推刮法的操作手法与面刮法大致相似，刮痧板向刮拭的方向倾斜的角度小于45°，压力大于平刮法，速度也比平刮法慢一点。

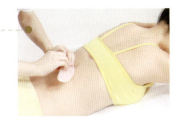

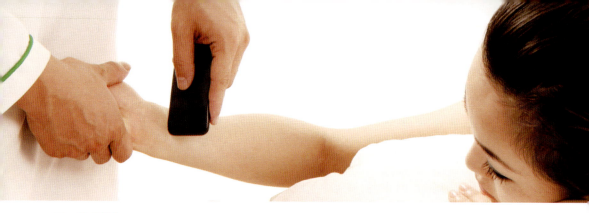

● 立刮法

　　刮痧板角部与刮拭部位呈90°垂直，刮痧板始终不离皮肤，并施以必定的压力，在约1寸的长皮肤上做短间隔前后或左右的摩擦刮拭。这种刮拭方式主要用于头部穴位的刮拭。

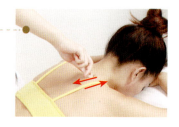

● 按揉法

　　垂直按揉：垂直按揉法将刮痧板的边沿以90°按压在穴区上，刮痧板与所接触的皮肤始终不分开，做柔和的慢速按揉。垂直按揉法适用于骨缝部穴位以及第二掌骨桡侧的刮拭。

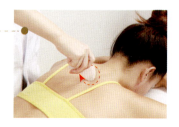

● 点按法

　　将刮痧板角部与要刮拭部位呈90°垂直，向下按压，由轻到重，逐渐加力，片刻后快速抬起，使肌肉复原，多次反复。这种方法适用于无骨骼的软组织处和骨骼缝隙、凹陷部位。要求手法连贯自如，这种手法刺激性较强，具有镇痛止痛、解除痉挛的作用，多用于实证的治疗。

　　平面按揉：用刮痧板角部的平面以小于20°方向按压在穴位上，做柔和迟缓的旋转，刮痧板角部平面与所接触的皮肤始终不分开，按揉压力应当渗透到皮下组织或肌肉。这种刮法常用于手足部的全息穴区、后颈、背腰部全息穴区中疼痛敏感点的刮拭。

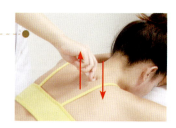
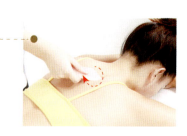

6 种刮痧用具，各显其能

古代常用汤勺、铜钱等作为刮痧板，用芝麻油、水等作为刮痧的润滑剂，这些器具虽然取材方便，但对有些穴位却达不到有效的按压刺激，还会增加痛感。现代刮痧多选用专业刮痧工具，与身体解剖形态完美契合，刮拭效果好而且能最大限度地保护皮肤，减轻疼痛。

刮痧板

刮痧板是刮痧的主要器具，常用的刮痧板有水牛角刮痧板、玉质刮痧板。水牛角味辛、咸，性寒。辛可发散行气、活血润养；咸能软坚润下；寒能清热解毒，具有发散行气、清热解毒、活血化瘀的作用。玉性味甘平，入肺经，润心肺、清肺热。据《本草纲目》介绍：玉具有清音哑、止烦渴、定虚喘、安神明、滋养五脏六腑的作用，是具有清纯之气的良药，可避秽浊之病气。玉石含有人体所需的多种微量元素，有滋阴清热、养神宁志、健身祛病的作用。

水牛角及玉质刮痧板均有助于行气活血、疏通经络且没有副作用。下面介绍几种特殊的刮痧板。

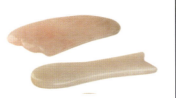

美容刮痧玉板

美容刮痧玉板四个边形状均不同，其边角的弯曲弧度是根据面部不同部位的曲线设计的。短弧边适合刮拭额头，长弧边适合刮拭面颊，两角部适合刮拭下颌、鼻梁部位及眼周穴位。

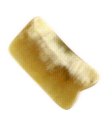

全息经络刮痧板

全息经络刮痧板为长方形，边缘光滑，四角钝圆。刮板的长边用于刮拭人体平坦部位的全息穴区和经络穴位；一侧短边为对称的两个半圆角，其两角除适用于人体凹陷部位刮拭外，更适合做脊椎及头部全息穴区的刮拭。

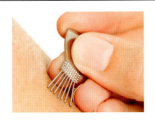

多功能全息经络刮痧板梳

长边和两角部可以用来刮拭身体平坦部位和凹陷部位，另一边粗厚的梳齿便于梳理头部的经穴，既能使用一定的按压力，又不伤及头部皮肤。

● 专业刮痧油和美容刮痧乳

刮痧油是刮痧疗养必不可少的润滑剂,但是刮痧油是液体的,如果用于面部时,很容易流到或滴到眼睛里和脖颈处,所以在面部刮痧时最好用美容刮痧乳。刮痧油和美容刮痧乳含有药性平和的中药,对人体有益而无刺激性及副作用。

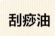

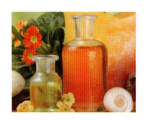

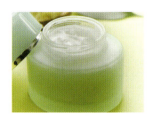

刮痧油是用具有清热解毒、活血化瘀、消炎镇痛作用而没有毒副作用的中药与渗透性强、润滑性好的植物油加工而成。刮痧时涂以刮痧油不但能减轻疼痛、加速病邪外排,还可保护皮肤、预防感染,使刮痧安全有效。

美容刮痧乳具有清热解毒、活血化瘀、消炎镇痛、养颜消斑、滋养皮肤的功效。刮痧时涂以美容刮痧乳能减轻疼痛,避免刮痧油容易进入眼睛的弊端。

● 毛巾和纸巾

刮拭前清洁皮肤要选用清洁卫生、质地柔软,对皮肤无刺激、无伤害的天然纤维织物。刮拭后可用毛巾或柔软的清洁纸巾擦拭油渍。

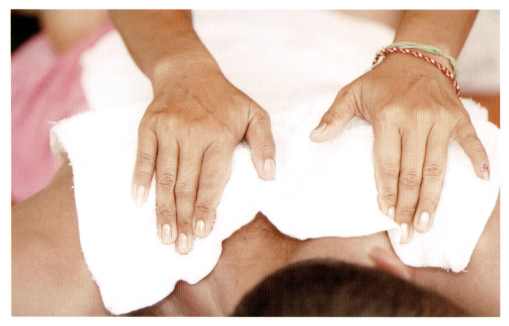

记住这些技巧、要领，刮痧事半功倍

刮痧疗法中按压力和刮痧的角度决定刮痧治疗的效果，而速度的快慢和刮痧的时间决定刮痧的舒适感。所以，刮痧的时候要注意要领和技巧。以下介绍的刮痧要领和技巧在具体的刮痧治疗过程中非常实用。

刮拭角度

刮拭角度以有利于减轻被刮拭者的疼痛感和方便刮拭者刮拭为原则。当刮痧板与刮拭方向的角度大于45°时，会增加疼痛感，所以刮拭角度应小于45°。在疼痛敏感的部位，最好小于15°。

按压力

刮拭过程中要始终保持一定按压力，若只在皮肤表面摩擦，不但没有治疗效果，还会形成表皮水肿。但按压力也不是越大越好，要根据具体体质、病情和局部解剖结构（骨骼凸起部位、皮下脂肪少的部位、脏器所在处，按压力应适当减轻）区别对待。用重力刮痧时，需逐渐加大按压力，使身体适应，以减轻疼痛。

刮拭速度

刮拭速度应平稳、均匀，不要忽快忽慢。疼痛感与刮拭速度有关，刮拭速度越快，疼痛感越重；速度越慢，疼痛感越轻。

刮拭长度

一般以穴位为中心，刮拭总长度为8~15厘米，以大于穴区范围为原则。如果需要刮拭的经脉较长，可分段刮拭。

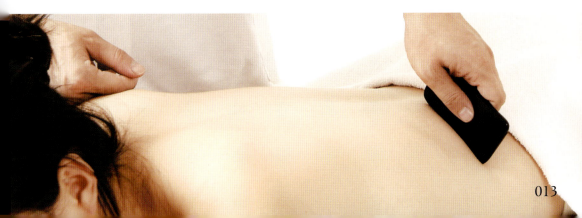

随证而治——刮痧的补泻手法

刮痧疗法的补泻作用，取决于操作力量的轻重、速度的急缓、时间的长短、刮拭的方向以及作用的部位等诸多因素，而上述动作的完成都是依靠手法的技巧来实现的。只有手法运用巧妙，才能充分发挥刮痧的治疗作用，收到事半功倍的疗效。

"虚者补之，实者泻之"，这是中医治疗的基本法则之一。补和泻是治疗上的两个重要原则。"补"，主要用于治疗虚证；"泻"，主要用于治疗实证。从表面上看，刮痧疗法虽无直接补泻物质进入或排出机体，但依靠手法在体表一定部位的刺激，可起到促进机体功能或抑制其亢进的作用，这些作用属于补和泻的范畴。

● 刮痧补法

刮拭按压力小，速度慢，每一板的刺激时间较长，辅以具有补益及强壮功能的穴、区、带，能使人体正气得以鼓舞，使低下的功能恢复旺盛，临床常用于年老、久病、体虚或形体瘦弱之虚证及对疼痛特别敏感的患者。

● 刮痧泻法

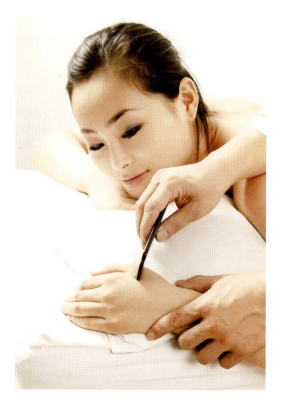

泻法是运板压力大、板速快、每一板的刺激时间短，能疏泄病邪，使亢进的功能恢复正常的运板法，临床常用于年轻体壮、新病体实、急病患者。当出现某种功能异常或亢进之症候，如肌肉痉挛、抽搐、神经过敏、疼痛、热证、实证等时，以泻法运板刮之，可使之缓解，恢复正常功能。

● 刮痧平补平泻法

平补平泻法是补和泻手法的结合，按压力适中，速度不快不慢，刮拭时间也介于补法和泻法之间的一种通调经络气血的刮痧运板法，是刮痧临证时最常用的运板法。适用于虚实兼见证的治疗和正常人保健。

刮痧不可大意——这些细节需注意

刮痧时，皮肤局部汗孔开泄，会出现不同形色的痧，病邪、病气随之外排，同时人体正气也有少量消耗。所以，刮痧的时候要注意一些小细节，从细节处保护好身体。

● 避风和注意保暖很重要

刮痧时皮肤汗孔处于开放状态，如遇风寒之邪，邪气会直接进入体内，不但影响刮痧的疗效，还会引发新的疾病。因此刮痧半小时后才能到室外活动。

● 刮完痧后要喝一杯热水

刮痧过程使汗孔开放，邪气排出，会消耗部分体内津液，刮痧后喝1杯热水，可补充水分，还可促进新陈代谢。

● 刮痧 3 小时内不要洗澡

刮痧后汗孔都是张开的，所以要等汗孔闭合后再洗澡，避免风寒之邪侵入体内。

● 不可一味追求出痧

刮痧时刮至毛孔清晰就能起到排毒的作用。有些部位是不能刮出痧的，此外，室温低也不易出痧。所以，刮拭的时候不要一味追求出痧，以免伤害到皮肤。

● 每次只治疗一种病症，且不要大面积刮拭

刮痧的时候要一次只治疗一种病症，并且刮拭时间不可太长，不可连续大面积刮拭，以免损伤体内正气。原则上一次刮痧只治疗一种病症，下一次刮痧应在5～7天后。

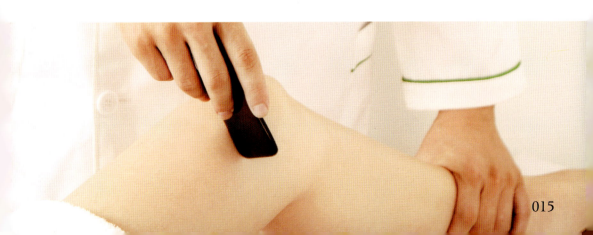

刮痧的适应证与禁忌证

现代刮痧从工具到理论都有了巨大变化，尤其是理论上选经配穴，辨证施术使其治疗范围大大拓宽。刮痧对于疼痛性疾病、脏腑神经失调的病症具有显著的疗效，但对于危重病人和比较复杂的疾病，则应该采用药物和其他手段来治疗。

刮痧的适应证

1. 刮痧可保健身体、预防疾病、延缓衰老。
2. 刮痧可治疗疼痛性疾病。比如头痛、牙痛、各种神经痛及腰痛、腿痛、颈痛、肩痛等骨关节疾病。
3. 刮痧可治疗一些外感内伤病。比如感冒、发热、咳嗽、气喘、肠胃病、食欲不振、糖尿病、乳腺增生、痛经、月经不调，以及各种神经血管失调的病症。

刮痧的禁忌证

1. 严重心脑血管疾病急性期、肝肾功能不全禁止刮痧。体内有恶性肿瘤的部位，应避开肿瘤部位在其周边刮拭。
2. 有出血倾向的病症、严重贫血禁止刮痧。
3. 女性在怀孕期间、月经期间禁止刮拭腰骶部。
4. 韧带、肌腱急性扭伤及外科手术疤痕处，均应在3个月之后方可进行刮痧疗法。
5. 感染性皮肤病、糖尿病皮肤破溃、严重下肢静脉曲张局部禁止刮痧。

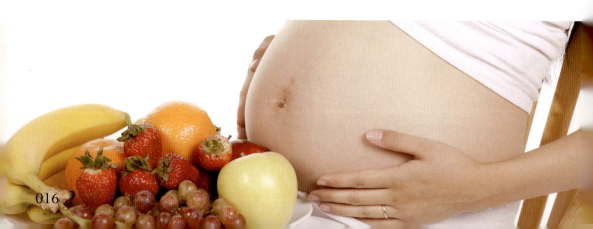

解读痧象——身体发出的不健康信号

在含有毒素的部位刮痧时，由于此处毛细血管的通透性紊乱，刮痧板的压力会使毛细血管破裂，血液就会向破裂的毛细血管渗出。这种渗出毛细血管外，存在于皮肤下组织间的含有毒素的血液就是痧。

刮痧治疗半小时左右，皮肤表面的痧会逐渐融合成片，深层的包块样痧逐渐消失，并逐渐由深部向体表扩散，而深部结节状痧消退比较缓慢。不论是哪一种痧，在刮拭12小时之后，皮肤的颜色均呈青紫色或青黑色。

刮痧后，皮肤毛孔微张，局部皮肤有热感，少数人自觉有寒凉之气排出，有的部位会出现颜色不同的痧象，有时候会在皮肤下深层部位触及大小不一的包块状痧，这些都属于刮痧后的正常痧象，也正是这些痧象给你发出了身体不健康的信号。

刮出的痧一般5~7日即可消退。痧消退的时间与出痧的部位、痧的颜色和深浅（即疾病的病位、病性）有密切关系，胸背部、上肢、皮肤表面、颜色比较浅的痧消退较快，下肢、腹部、颜色深的痧以及皮肤深部的痧消退比较缓慢。阴经所出的痧一般较阳经消失缓慢，一般会延迟2周左右。

痧象的出现是一种正常的生理反应。一般有下面几种情况：

1. 刮拭后，未出现明显的痧象或只有少量红点，这表明受术者无病。
2. 痧象鲜红，呈玫瑰色，面积大，表明受术者体内血热或体内蕴热。
3. 痧象鲜红并伴有痛痒感，表明受术者体内有风热。
4. 痧象色暗或发紫，表明受术者体内气血瘀滞。
5. 痧象发黑或呈黑紫色，天气寒冷时肌肤疼痛，表明体内多血瘀或风寒。
6. 痧象在皮肤上出现不久，有少量液体分泌，表明受术者体内有湿气。
7. 在刮痧过程中，痧象由深转淡、由暗转红，斑块由片变点，表明病情转轻，治疗有效。

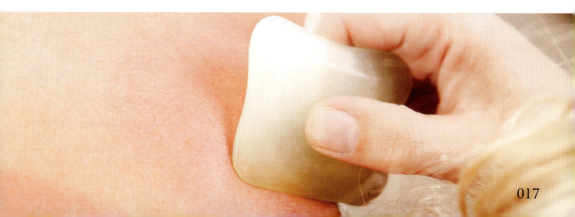

人体十四经脉的刮痧路线

经络防病治病的功效是不容忽视的,所以我们要注意保养经络,让它畅通无阻。有人把对经络的保养问题做了一个比喻:经络就像道路,生活习惯就如同道路上的红绿灯,各种不良生活习惯就是这些红灯,红灯的停止是为了绿灯的畅通。

古代医家皇甫谧更是注重经络的保养。他告诉人们要起居有常,做事情要有节制,对现在的人们来说,保养经络使之畅通,除了做到以上几点外,还可以通过刮拭经络来养生治病。

● 手太阴肺经刮拭线路

取桑枝一束,煎汁,然后把桑汁涂在手太阴肺经上。由中府穴、云门穴向少商穴方向滑动,即由臂走手,以沿线侧出现红紫色痧点为度。可配用的刮痧药液由紫苏、杏仁为主组成。主治肺病,兼治鼻炎及大肠病。

● 手阳明大肠经刮拭线路

取桑枝一束,煎汁。将汁涂在手阳明大肠经上,由手指商阳穴向上臂,上颈走迎香穴、禾髎穴。以沿线侧出现红紫色痧点为度。可配用的刮痧药液由辛夷、木香为主组成。主治大肠病、鼻炎等,兼治肺病。

● 手太阳小肠经刮拭线路

可采用淡竹叶一束煎汁后刮拭手太阳小肠经,从手指少泽穴起逐渐刮上手臂,走肩上头止于耳前的听宫穴、颧髎穴。以沿线侧出现红紫色痧点为度。可配用的刮痧药液由通草、黄连为主组成。主治小肠、舌病,兼治心病。

● 手少阳三焦经刮拭线路

取榆树枝煎汁后蘸汁刮拭手少阳三焦经,刮拭方向从手指关冲穴上行手臂至颈头部眼角处丝竹空穴。以沿线侧出现红紫色痧点为度。可配用的刮痧药液由菖蒲、栀子组成。主治三焦病,兼治心包病。

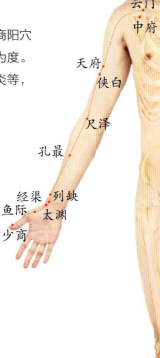

手太阴肺经刮拭线路

足少阴肾经刮拭线路

取柳枝煎汁后蘸汁刮拭足少阴肾经。由足涌泉穴向上经腿肚、大腿及胸腹部至胸中或俞府穴。以沿线侧出现紫红痧点为度。

足阳明胃经刮拭线路

取枳树枝煎汁后蘸汁刮拭足阳明胃经。由头目部承泣穴下面径入缺盆穴，经胸腹下入到下肢脚趾厉兑穴为止。以沿线侧出现红紫痧点为度。可配用的刮痧药液主要由白芷、苍术组成。主治胃病，兼治脾病。

足太阳膀胱经刮拭线路

取柳枝煎汁后蘸汁刮拭足太阳膀胱经。方向是由足趾至阴穴直上小腿、臂背，上行到头部至通天穴。以沿线出现红肿透斑为度。可配用的刮痧药液由萆薢、山药组成。主治膀胱病，兼治肾病。

足太阴脾经刮拭线路

取枳树枝煎汁后蘸汁刮拭足太阴脾经，刮拭方向从隐白穴上足背，上行腹胸直至腋前周荣穴、胸乡穴。以刮至循线红肿、出现痧点为度。可配用的刮痧药液主要由白术、砂仁组成。主治脾病，兼治胃病。

手厥阴心包经刮拭线路

取榆树枝煎汁后蘸汁刮拭手厥阴心包经，是由手指末端的中冲穴经上手臂入腋下。以循经两侧出现紫红色痧斑为度。配用的刮痧药液由羊角、茯苓组成。主治手厥阴心包病，兼治手少阴三焦病。

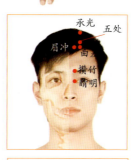
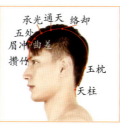
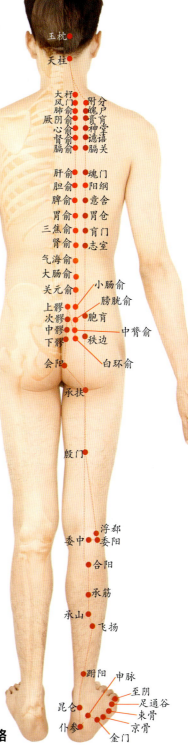

足太阳膀胱经刮拭线路

手少阴心经刮拭线路

取竹叶煎水刮拭本经穴位。由手指末端的少冲穴刮至神门穴，渐次经肘入腋窝。以刮拭至循经两侧出现红肿为度。可配用的刮痧药液主要由连翘、淡竹叶组成。主治心脏病，兼治小肠病症。

足少阳胆经刮拭线路

取桃枝煎汁后蘸汁刮拭足少阳胆经。由头至脚。以循经两侧出现红色痧点为度。可配用的刮痧药液由茵陈、白芍组成。主治胆病，兼治肝病。

足厥阴肝经刮拭线路

取桃枝煎汁后蘸汁刮拭足厥阴肝经。由脚趾端大敦穴上行至腹中为止。以刮拭后循经线路出现红紫痧点为度。可配用的刮痧药液主要由柴胡、吴茱萸组成。主治肝病、眼病，兼治胆病。

任脉刮拭线路

取桂枝嫩枝煎水后蘸汁，循经进行刮拭。刮拭方向为由上至下。以循经线路上起红色痧点为度。可配合的刮痧药液由干姜、附子组成。主治任脉病，兼治一切阴寒病。

督脉刮拭线路

取槐树枝煎汁后蘸汁刮拭督脉。刮拭方向为由上至下，由百会穴下行至长强穴。以沿线侧出现红紫痧点为度。可配合的刮痧药液由川牛膝、泽泻组成。主治督脉病，兼治任脉病。

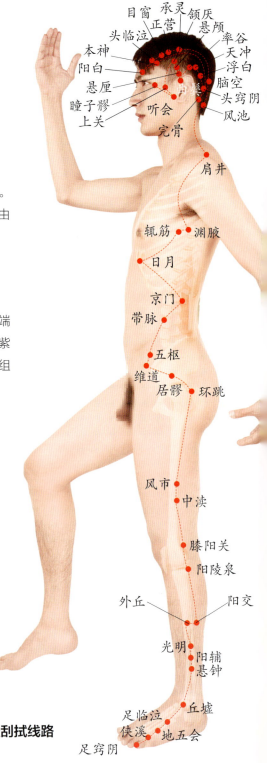

足少阳胆经刮拭线路

现如今，越来越多的人注重日常的保健养生。别小看一块小小的刮痧板，它具有神奇的魅力：刮刮可以诊测健康，刮刮可以强身健体，刮刮可以改善体质……本章介绍了21种刮痧养生操作方法，自己动手排毒，根除身体垃圾，轻松享受健康。

PART 2 刮痧健体，养出平和体质

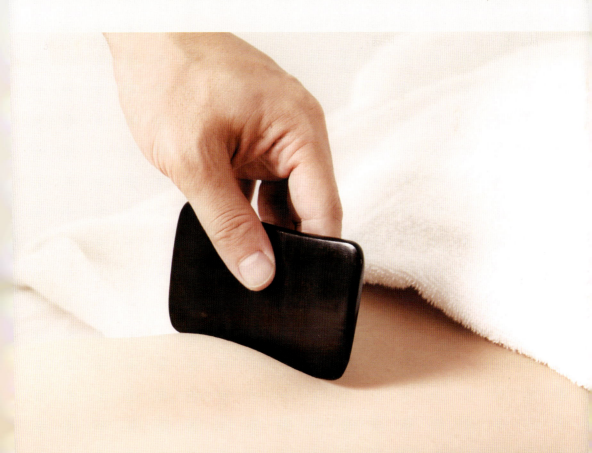

健脾养胃

刮痧保健 01

中脘理气和胃、足三里健脾和胃、丰隆健脾化痰。

【健康提示】

身处节奏快、压力大的现代社会，人们饮食常常不规律，导致各种胃部疾病的发作，而这些因素往往也会造成"脾虚"。很多人只是注意到了胃部的表现，其实脾胃都要"三分治七分养"。

刮痧手法

01 中脘（平刮法）

用平刮法从上往下刮拭中脘穴30次，力度适中，可不出痧。

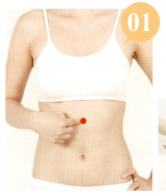

『穴位定位』

位于上腹部，前正中线上，当脐中上4寸。

02 足三里（面刮法）

用面刮法从上往下刮拭足三里穴30次，力度适中，以潮红、出痧为度。

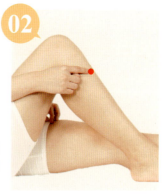

『穴位定位』

位于小腿前外侧，当犊鼻下3寸，距胫骨前缘一横指（中指）。

03 丰隆（面刮法）

用面刮法从上往下刮拭丰隆穴30次，力度适中，以潮红、出痧为度。

『穴位定位』

位于小腿前外侧，当外踝尖上8寸，距胫骨前缘二横指（中指）。

【健康提示】

心烦意乱、睡眠浅表、稍有动静就会惊醒是焦虑性失眠症的常见症状，也是亚健康的表现。焦虑、睡眠质量差以及精神恍惚等都与人的心态有着密切的联系，对工作和生活都会产生很严重的影响。

刮痧保健 02

养心安神

安眠镇惊安神、肝俞宁神明目、胆俞疏肝利胆。

刮痧手法

安眠（角刮法） 01

用角刮法刮拭安眠穴30次，力度略重，以出痧为度。

『穴位定位』
位于耳垂后凹陷与枕骨下凹陷连线的中点处。

肝俞（面刮法） 02

用面刮法刮拭肝俞穴30次，力度略重，以出痧为度。

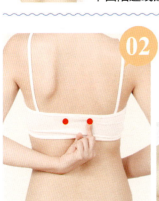

『穴位定位』
位于背部，当第九胸椎棘突下，旁开1.5寸。

胆俞（面刮法） 03

用面刮法刮拭胆俞穴30次，力度略重，以出痧为度。

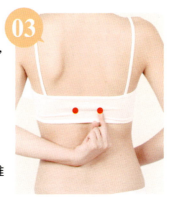

『穴位定位』
位于背部，当第十胸椎棘突下，旁开1.5寸。

养心安神 刮痧疗法扫扫看

刮痧保健 03

疏肝解郁

膻中理气宽胸、期门疏肝理气、日月利胆疏肝。

【健康提示】

抑郁多因七情所伤，导致肝气郁结所致，而肝是人体的将军之官，它调节血液，指挥新陈代谢，承担着解毒和废物排泄的责任，同时保证人体血气通畅，需要好好呵护。

刮痧手法

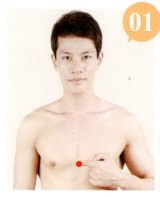

01 膻中（角刮法）

用角刮法从上往下刮拭膻中穴30次，力度适中，以出痧为度。

『穴位定位』

位于胸部，当前正中线上，平第四肋间，两乳头连线的中点。

期门（平刮法） 02

用平刮法从上往下刮拭期门穴10～15次，力度适中，可不出痧。

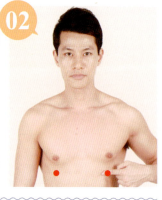

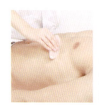

『穴位定位』

位于胸部，当乳头直下，第六肋间隙，前正中线旁开4寸。

03 日月（面刮法）

用面刮法从上往下刮拭日月穴10～15次，力度适中，可不出痧。

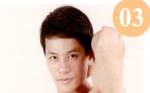

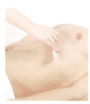

『穴位定位』

位于上腹部，当乳头直下，第七肋间隙，前正中线旁开4寸。

疏肝解郁 刮痧疗法扫扫看

刮痧保健 04

宣肺理气

膻中清肺化痰、太渊宣肺止咳、列缺宣肺祛风。

【健康提示】

肺病是目前临床上比较常见的疾病之一，是在外感或内伤等因素影响下，造成肺脏功能失调和病理变化的病症，常伴有咳嗽、流涕、气喘等症状。平时可以经常到空气新鲜的地方锻炼，做做深呼吸。

刮痧手法

膻中（角刮法）

用角刮法从上往下刮拭膻中穴30次，力度适中，可不出痧。

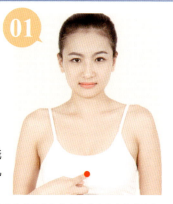

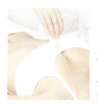

『穴位定位』

位于胸部，当前正中线上，平第四肋间，两乳头连线的中点。

太渊（角刮法）

用角刮法刮拭太渊穴30次，力度略重，以出痧为度。

『穴位定位』

位于腕掌侧横纹桡侧，桡动脉搏动处。

列缺（角刮法）

用角刮法刮拭列缺穴30次，力度略重，以出痧为度。

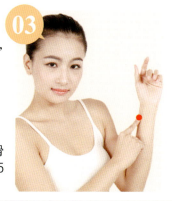

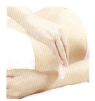

『穴位定位』

位于前臂桡侧缘，桡骨茎突上方，腕横纹上1.5寸处。

宣肺理气
刮痧疗法扫扫看

刮痧保健 05

补肾强腰

命门强健腰脊、肾俞益肾助阳、委中舒筋活络。

【健康提示】

从古至今，似乎补肾仅仅是男性的专利，殊不知，夜尿频多、失眠多梦、腰腿酸软、脱发白发等肾虚症状在现代女性当中也是较为多见的。因此，补肾强腰对于男女来说均至关重要。

刮痧手法

01 命门（面刮法）

用面刮法刮拭命门穴 10～15 次，力度略重，以皮肤有热感为度。

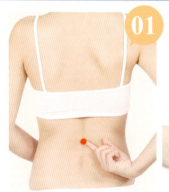

『穴位定位』

位于腰部，当后正中线上，第二腰椎棘突下凹陷中。

02 肾俞（面刮法）

用面刮法刮拭肾俞穴 10～15 次，力度略重，以皮肤有热感为度。

『穴位定位』

位于腰部，当第二腰椎棘突下，旁开 1.5 寸。

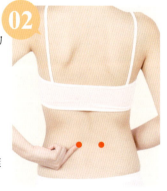

03 委中（面刮法）

用面刮法从上往下刮拭委中穴 30 次，力度略重，以出痧为度。

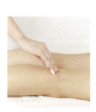

『穴位定位』

位于腘横纹中点，当股二头肌腱与半腱肌肌腱的中间。

【健康提示】

爱美是女人的天性，好气色能为女人增添不少光彩。我们常夸人"面带红光"，这便是气色充盈的外在表现，但是女人过了黄金年龄后，容颜极易衰老，气色也极易变差。

刮痧保健 06 — 美容养颜

迎香祛风通窍、巨髎明目退翳、颧髎清热消肿。

刮痧手法

迎香（点刮法）

用点刮法点压迎香穴10次，以潮红、发热为度。

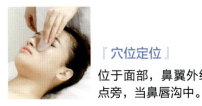
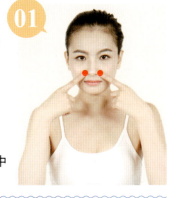

『穴位定位』

位于面部，鼻翼外缘中点旁，当鼻唇沟中。

02 巨髎（角刮法）

用角刮法刮拭巨髎穴30次，以潮红、发热为度。

『穴位定位』

位于面部，瞳孔直下，平鼻翼下缘处，当鼻唇沟外侧。

颧髎（点刮法）

用点刮法点压颧髎穴10次，以潮红、发热为度。

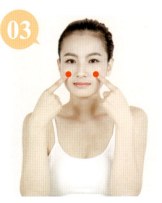

『穴位定位』

位于面部，当目外眦直下，颧骨下缘凹陷处。

美容养颜，刮痧疗法扫扫看

刮痧保健 07

瘦身降脂

上脘调理脾胃、下脘消积化滞、天枢疏调肠腑。

【健康提示】

由于现在物质生活的极大丰富和生活条件的极为优越,使得现代人身体里面的能量摄入与能量消耗形成了严重的不平衡——"入"常常大于了"出",这也是导致很多人发胖的根本原因。

刮痧手法

01 上脘(角刮法)

用角刮法刮拭上脘穴30次,至皮肤发红、出现红色痧点为止。

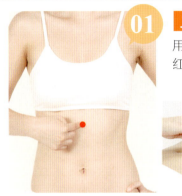

『穴位定位』

位于上腹部,前正中线上,当脐中上5寸。

下脘(角刮法) 02

用角刮法刮拭下脘穴30次,至皮肤发红、出现红色痧点为止。

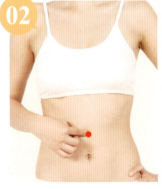

『穴位定位』

位于上腹部,前正中线上,当脐中上2寸。

03 天枢(角刮法)

用角刮法刮拭天枢穴15～30次,力度略轻,以出痧为度。

『穴位定位』

位于腹中部,距脐中2寸处。

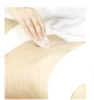

瘦身降脂
刮痧疗法扫扫看

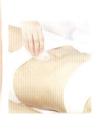

【健康提示】

月经和带下是女性特有的生理特点,与女性身体健康息息相关,月经不调、带下异常是常见的妇科病症,也是引起色斑、痤疮、不孕症、盆腔炎等病症的罪魁祸首。因此,女性朋友要调理好经带。

刮痧保健 08

调经止带

气海调经固经、血海调经统血、三阴交健脾理血。

刮痧手法

气海(面刮法)

用面刮法刮拭气海穴 30 次,力度由轻加重,以潮红、发热为度。

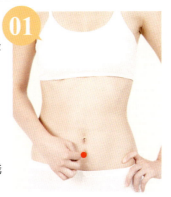

『穴位定位』

位于下腹部,前正中线上,当脐中下 1.5 寸。

血海(面刮法)

用面刮法刮拭血海穴 30 次,手法宜轻柔连贯,以潮红、出痧为度。

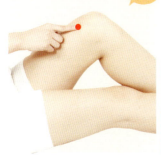

『穴位定位』

屈膝,位于大腿内侧,髌底内侧端上 2 寸,股四头肌内侧头的隆起处。

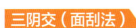

三阴交(面刮法)

用面刮法刮拭三阴交穴 30 次,手法宜轻柔连贯,以潮红、出痧为度。

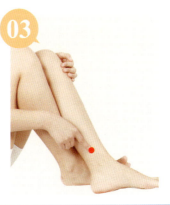

『穴位定位』

位于小腿内侧,当足内踝尖上 3 寸,胫骨内侧缘后方。

调经止带
刮痧疗法扫扫看

刮痧保健 09

排毒通便

百会升阳固脱、曲池清热和营、合谷通降肠胃。

【健康提示】

肠道是人体最大的排毒器官，肠道的状态决定人的健康状态。从生理学、解剖学以及细胞学的角度来看，大肠排毒占人体排毒的85%以上。因此，调理肠道，排出宿便是身体排毒的最佳方式。

刮痧手法

01 百会（角刮法）

用角刮法刮拭百会穴15～30次，以潮红、发热为度。

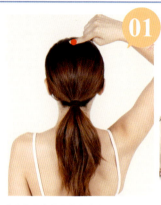

『穴位定位』

位于头部，当前发际正中直上5寸，或两耳尖连线的中点处。

曲池（面刮法） 02

用面刮法从上往下刮拭曲池穴30次，力度适中，至出现红色或紫色点状痧痕为止。

『穴位定位』

位于肘横纹外侧端，屈肘，当尺泽与肱骨外上髁连线中点。

03 合谷（角刮法）

用角刮法刮拭合谷穴30次，力度适中，至出现红色或紫色点状痧痕为止。

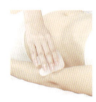
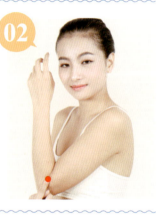
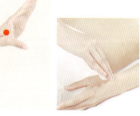

『穴位定位』

位于手背，第一、二掌骨间，当第二掌骨桡侧的中点处。

排毒通便 刮痧疗法扫扫看

【健康提示】

气血对人体最重要的作用就是滋养。气血充足，则人面色红润，肌肤饱满丰盈，毛发润滑有光泽，精神饱满，感觉灵敏。若气血不足皮肤容易粗糙、发暗、发黄、长斑等。

刮痧手法

刮痧保健 10

益气养血

太渊通调血脉、三阴交健脾理血、心俞理气调血。

01 太渊（角刮法）

用角刮法刮拭太渊穴30次，力度适中，至出现红色点痧为止。

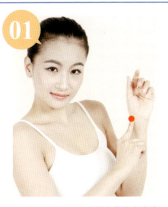

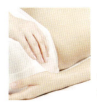

『穴位定位』

位于腕掌侧横纹桡侧，桡动脉搏动处。

02 三阴交（面刮法）

用面刮法刮拭三阴交穴30次，力度略重，以出痧为度。

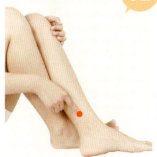

『穴位定位』

位于小腿内侧，当足内踝尖上3寸，胫骨内侧缘后方。

03 心俞（面刮法）

用面刮法刮拭心俞穴10~15次，力度略重，至皮肤出现红色或紫色痧点为止。

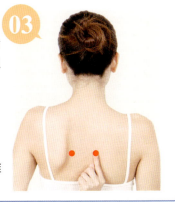

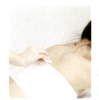

『穴位定位』

位于背部，当第五胸椎棘突下，旁开1.5寸。

益气养血
刮痧疗法扫扫看

刮痧保健 11

清热泻火

颊车祛风清热、曲池清热和营、合谷清热解表。

【健康提示】

生活中，我们时常会说"上火"，中医学认为，人体内有一种看不见的"火"，它能产生温暖和力量，提供生命的能源，如果此"火"失去制约，火性就会浮炎于上，引起牙痛、口疮等病症，统称"上火"。

刮痧手法

01 颊车（角刮法）

用角刮法刮拭颊车穴15～30次，力度轻柔，可不出痧。

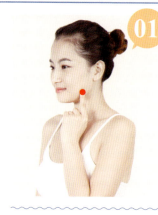

『穴位定位』

位于面颊部，下颌角前上方约一横指（中指），当咀嚼时咬肌隆起，按之凹陷处。

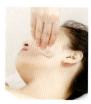

02 曲池（面刮法）

用面刮法刮拭曲池穴30次，力度略重，以出痧为度。

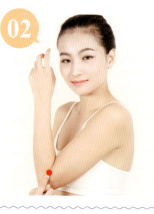

『穴位定位』

位于肘横纹外侧端，屈肘，当尺泽与肱骨外上髁连线中点。

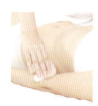

03 合谷（角刮法）

用角刮法刮拭合谷穴30次，力度适中，可不出痧。

『穴位定位』

位于手背，第一、二掌骨间，当第二掌骨桡侧的中点处。

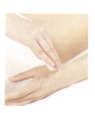

清热泻火
刮痧疗法扫扫看

刮痧保健 12

降压降糖

百会熄风醒脑、曲池清热和营、太溪滋阴益肾。

【健康提示】

被称为"富贵病"的高血压、高血糖俨然已成为人类致命的"头号杀手"，在中国的十大死亡原因中，与高血压、高血糖相关的死亡人数占总死亡人数的27%。

刮痧手法

百会（面刮法） 01

用面刮法刮拭百会穴30次，至患者感到头皮发热为止。

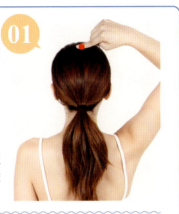

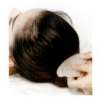

『穴位定位』

位于头部，当前发际正中直上5寸，或两耳尖连线的中点处。

曲池（角刮法） 02

用角刮法刮拭曲池穴30次，力度适中，以出痧为度。

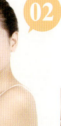

『穴位定位』

位于肘横纹外侧端，屈肘，当尺泽与肱骨外上髁连线中点。

太溪（角刮法） 03

用角刮法刮拭太溪穴30次，力度适中，以潮红、发热为度。

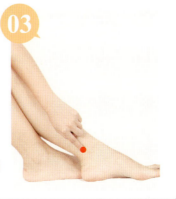

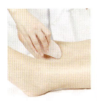

『穴位定位』

位于足内侧，内踝后方，当内踝尖与跟腱之间的凹陷处。

降压降糖
刮痧疗法扫扫看

刮痧保健 13

消除疲劳

百会熄风醒脑、印堂清头明目、太阳清肝明目。

【健康提示】

由于现代社会生活节奏快，造成身体疲劳的原因也较为复杂。一般将疲劳分为以下几种：体力疲劳、脑力疲劳、病理疲劳、精神疲劳。人经常疲劳主要是因为身体营养不均衡，免疫力低下所致。

刮痧手法

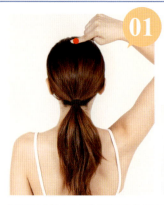

01 百会（点刮法）

用点刮法点压百会穴30次，以潮红、发热为度。

『穴位定位』

位于头部，当前发际正中直上5寸，或两耳尖连线的中点处。

印堂（角刮法）

用角刮法刮拭印堂穴30次，力度适中，可不出痧。

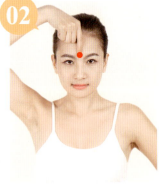

02

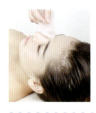

『穴位定位』

位于额部，当两眉头之中间。

03 太阳（平刮法）

用平刮法刮拭太阳穴30次，力度适中，可不出痧。

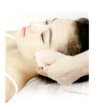

『穴位定位』

位于颞部，当眉梢与目外眦之间，向后约一横指的凹陷处。

消除疲劳
刮痧疗法扫扫看

【健康提示】

寿命长短与多种因素有关，良好的行为和生活方式对人的寿命的影响远比基因、遗传要大得多。心态良好，适当参加运动，坚持合理健康的饮食方式，都是可以帮助我们延年益寿。

刮痧保健 14

延年益寿

百会升阳固脱、膻中理气宽胸、中脘和胃健脾。

刮痧手法

01 百会（点刮法）

用点刮法点压百会穴 15～30 次，以潮红、发热为度。

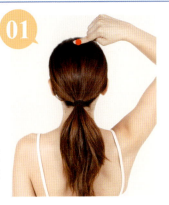

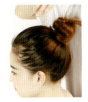

『穴位定位』

位于头部，当前发际正中直上 5 寸，或两耳尖连线的中点处。

02 膻中（角刮法）

用角刮法从上往下刮拭膻中穴 30 次，力度略轻，可不出痧。

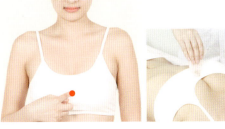

『穴位定位』

位于胸部，当前正中线上，平第四肋间，两乳头连线的中点。

03 中脘（角刮法）

用角刮法从上往下刮拭中脘穴 30 次，力度略轻，可不出痧。

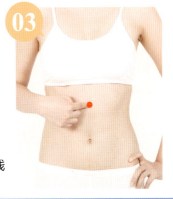

『穴位定位』

位于上腹部，前正中线上，当脐中上 4 寸。

延年益寿
刮痧疗法扫扫看

刮痧保健 15

改善阳虚体质

膻中理气宽胸、内关宁心安神、足三里扶正培元。

【健康提示】

阳虚体质会经常腹泻，最明显的是早上五、六点钟拉稀便。这是因为，阳虚没有火力，水谷转化不彻底，就会经常拉肚子，最严重的是吃进去的食物不经消化就排出来。

刮痧手法

01 膻中（角刮法）

用角刮法从上往下刮拭膻中穴 30 次，以潮红、出痧为度。

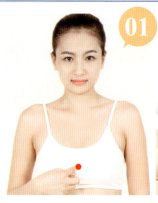

『穴位定位』

位于胸部，当前正中线上，平第四肋间，两乳头连线的中点。

02 内关（角刮法）

用角刮法从上往下刮拭内关穴 30 次，以潮红、出痧为度。

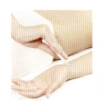
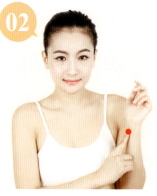

『穴位定位』

位于前臂掌侧，当曲泽与大陵的连线上，腕横纹上 2 寸，掌长肌腱与桡侧腕屈肌腱之间。

03 足三里（面刮法）

用面刮法从上往下刮拭足三里穴 30 次，以潮红、发热为度。

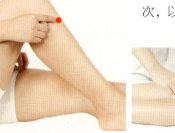

『穴位定位』

位于小腿前外侧，当犊鼻下 3 寸，距胫骨前缘一横指（中指）。

改善阳虚体质刮痧疗法扫扫看

【健康提示】

阴虚体质，实质上是身体阴液不足。阴虚内热反映为胃火旺，能吃能喝，却怎么也不会胖，虽然看起来瘦瘦的，但是形体往往紧凑精悍。阴虚的人还会"五心烦热"：手心、脚心、胸中发热，但是体温正常。

刮痧手法

太渊（角刮法）

用角刮法从上往下刮拭太渊穴30次，以潮红、发热为度。

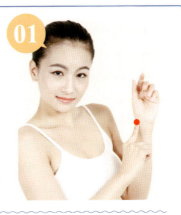

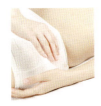

『穴位定位』

位于腕掌侧横纹桡侧，桡动脉搏动处。

02 三阴交（角刮法）

用角刮法刮拭三阴交穴1～3分钟，以潮红、发热为度。

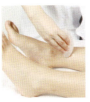

『穴位定位』

位于小腿内侧，当足内踝尖上3寸，胫骨内侧缘后方。

厥阴俞（面刮法）

用面刮法刮拭厥阴俞穴5～10次，从上往下，力度适中，以潮红、出痧为度。

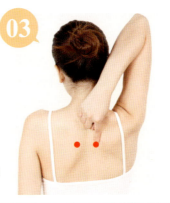

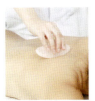

『穴位定位』

位于背部，当第四胸椎棘突下，旁开1.5寸。

刮痧保健 16

改善阴虚体质

太渊通调血脉、三阴交益肾平肝、厥阴俞宁心安神。

改善阴虚体质
刮痧疗法扫扫看

刮痧保健 17

改善气虚体质

肺俞清热理气、肝俞理气明目、脾俞健脾益气。

【健康提示】

气虚体质的人对环境的适应能力差，遇到气候变化、季节转换很容易感冒。冬天怕冷，夏天怕热。脾气虚主要表现为胃口不好、经常腹胀、大便困难，也有胃强脾弱的情况，表现为食欲很好、食速很快。

刮痧手法

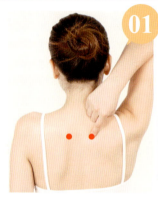

01 肺俞（面刮法）

用面刮法从上往下刮拭肺俞穴 5 ~ 10 次，以潮红、出痧为度。

『穴位定位』

位于背部，当第三胸椎棘突下，旁开 1.5 寸。

02 肝俞（面刮法）

用面刮法从上往下刮拭肝俞穴 5 ~ 10 次，以潮红、出痧为度。

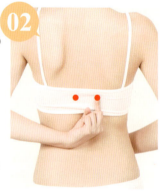

『穴位定位』

位于背部，当第九胸椎棘突下，旁开 1.5 寸。

03 脾俞（面刮法）

用面刮法从上往下刮拭脾俞穴 5 ~ 10 次，以潮红、出痧为度。

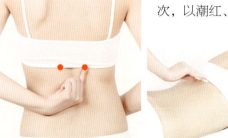

『穴位定位』

位于背部，当第十一胸椎棘突下，旁开 1.5 寸。

改善气虚体质 刮痧疗法扫扫看

刮痧保健 18 改善痰湿体质

中府止咳平喘、足三里健脾利湿、丰隆化痰除湿。

【健康提示】

痰湿体质的人多数容易发胖，而且不喜欢喝水，形体动作、情绪反应、说话速度显得缓慢迟钝，似乎连眨眼都比别人慢，经常胸闷、头昏脑涨、乏力、嗜睡、身体沉重，惰性较大。

刮痧手法

中府（角刮法） 01

用角刮法从上往下刮拭中府穴 30 次，力度适中，以潮红、发热为度。

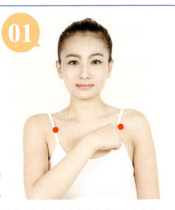

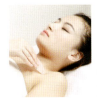

『穴位定位』

位于胸前壁的外上方，云门下 1 寸，平第一肋间隙，距前正中线 6 寸。

02 足三里（面刮法）

用面刮法刮拭足三里穴 1~3 分钟，以潮红、发热为度。

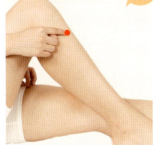

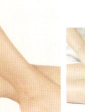

『穴位定位』

位于小腿前外侧，当犊鼻下 3 寸，距胫骨前缘一横指（中指）。

丰隆（面刮法） 03

用面刮法刮拭丰隆穴 1~3 分钟，以潮红、发热为度。

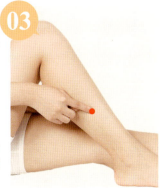

『穴位定位』

位于小腿前外侧，当外踝尖上 8 寸，距胫骨前缘二横指（中指）。

改善痰湿体质 刮痧疗法扫码看

刮痧保健 19

改善血瘀体质

膻中理气止痛、曲池调理气血、少海理气通络。

【健康提示】

血瘀体质就是全身性的血液流通不畅，多见形体消瘦、皮肤干燥。血瘀体质者很难见到白白净净、清清爽爽的面容，经常表情抑郁，面部肌肉不灵活，容易健忘，记忆力下降。

刮痧手法

01 膻中（角刮法）

用角刮法从上往下刮拭膻中穴30次，力度适中，以潮红、发热为度。

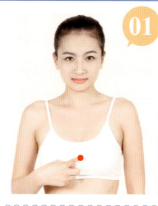

『穴位定位』

位于胸部，当前正中线上，平第四肋间，两乳头连线的中点。

02 曲池（面刮法）

用面刮法刮拭曲池穴30次，力度微重，以潮红、出痧为度。

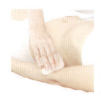
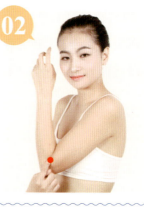

『穴位定位』

位于肘横纹外侧端，屈肘，当尺泽与肱骨外上髁连线中点。

03 少海（面刮法）

用面刮法刮拭少海穴30次，力度微重，以潮红、出痧为度。

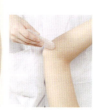

『穴位定位』

屈肘，位于肘横纹内侧端与肱骨内上髁连线的中点处。

改善血瘀体质 刮痧疗法扫扫看

刮痧保健 20

改善气郁体质

膻中理气宽胸、期门理气活血、日月疏肝利胆。

【健康提示】

人体的气，除与先天禀赋、后天环境以及饮食营养相关以外，还与肾、脾、胃、肺的生理功能密切相关。气郁体质者平素性情急躁易怒，或忧郁寡欢，一旦生病则胸胁胀痛、胃脘胀痛、泛吐酸水、呃逆嗳气。

刮痧手法

01 膻中（角刮法）

用角刮法从上往下刮拭膻中穴30次，力度适中，以出痧为度。

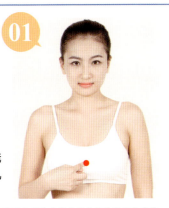

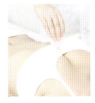

『穴位定位』

位于胸部，当前正中线上，平第四肋间，两乳头连线的中点。

02 期门（平刮法）

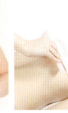

用平刮法刮拭期门穴30次，力度适中，可不出痧。

『穴位定位』

位于胸部，当乳头直下，第六肋间隙，前正中线旁开4寸。

03 日月（角刮法）

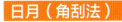

用角刮法刮拭日月穴30次，力度适中，可不出痧。

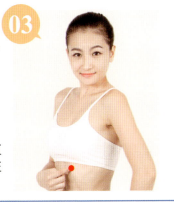

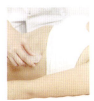

『穴位定位』

位于上腹部，当乳头直下，第七肋间隙，前正中线旁开4寸。

改善气郁体质刮痧疗法扫扫看

刮痧保健 21

改善湿热体质

曲池清热和营、合谷清热解表、箕门健脾渗湿。

改善湿热体质
刮痧疗法扫扫看

【健康提示】

湿热的一般表现为：肢体沉重，发热多在午后明显，并不因出汗而减轻。湿热体质者性情急躁、容易发怒，不能忍受湿热环境，易患黄疸、火热证、痈疮和疖肿等病症。

刮痧手法

01 曲池（角刮法）

用角刮法刮拭曲池穴15～30次，手法不宜过重，以出痧为度。

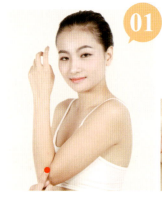

『穴位定位』

位于肘横纹外侧端，屈肘，当尺泽与肱骨外上髁连线中点。

02 合谷（角刮法）

用角刮法刮拭合谷穴30次，力度适中，可不出痧。

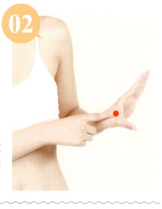

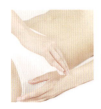

『穴位定位』

位于手背，第一、二掌骨间，当第二掌骨桡侧的中点处。

03 箕门（面刮法）

用面刮法刮拭箕门穴30次，力度略重，以出痧为度。

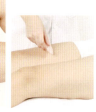

『穴位定位』

位于大腿内侧，当血海与冲门连线上，血海上6寸。

PART 3 舒缓身心,"刮"走亚健康状态

亚健康是指人体处于健康和疾病之间的一种状态。处于亚健康状态者,不能达到健康的标准,表现为一定时间内的活力降低、功能和适应能力减退。虽不为大病症,但也不可忽视。本章介绍了12种亚健康状态下的不适及其刮痧操作方法,随手刮一刮,让您走出亚健康。

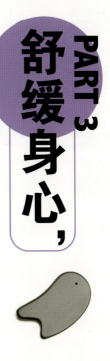

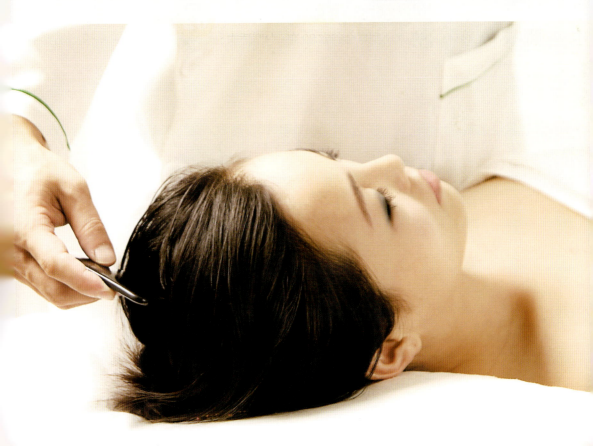

亚健康病症 01

头痛

症状 头痛、发热、恶心、呕吐、头晕、饮食欠佳、肢体困重等。

【病症简介】

头痛是临床常见的病症，痛感有轻有重，疼痛时间有长有短，形式也多种多样，常见的有胀痛、闷痛、撕裂样痛、针刺样痛，部分伴有血管搏动感及头部紧箍感。

刮痧手法

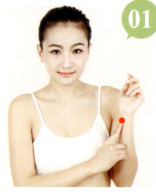

01 内关（角刮法）

用角刮法刮拭内关穴30次，力度微重，以出痧为度。

『穴位定位』

位于前臂掌侧，当曲泽与大陵的连线上，腕横纹上2寸，掌长肌腱与桡侧腕屈肌腱之间。

列缺（角刮法） 02

用角刮法刮拭列缺穴30次，力度微重，以出痧为度。

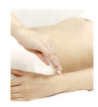

『穴位定位』

位于前臂桡侧缘，桡骨茎突上方，腕横纹上1.5寸。当肱桡肌与拇长展肌腱之间。

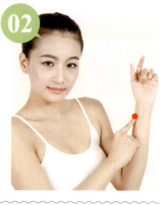

03 合谷（角刮法）

用角刮法刮拭合谷穴30次，力度微重，以出痧为度。

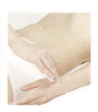

『穴位定位』

位于手背，第一、二掌骨间，当第二掌骨桡侧的中点处。

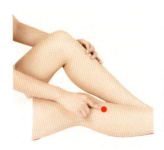
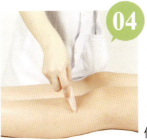

04 阳陵泉（角刮法）

用角刮法刮拭阳陵泉穴30次，力度微重，以出痧为度。

『穴位定位』

位于小腿外侧，当腓骨头前下方凹陷处。

【功效解析】

内关可宁心安神、理气镇痛；列缺可宣肺祛风、疏经活络；合谷可疏风解表、镇静止痛；阳陵泉可疏肝利胆、舒筋活络。四穴搭配刮痧，可加强通络止痛、镇静安神之功，缓解头痛，帮助睡眠。

随证加穴刮痧

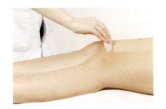
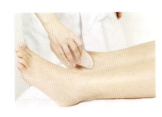
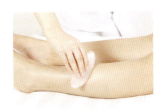

① 瘀血头痛 + 血海

典型特征： 头痛迁延日久，或头有外伤史，痛有定处如锥刺，日轻夜重，病程较长，反复发作。

刮痧： 用面刮法刮拭血海穴30次，以出痧为度。

② 肝阳头痛 + 太溪

典型特征： 头胀痛伴眩晕，心烦失眠，两胁窜痛，每因情绪激动、恼怒而诱发，口苦。

刮痧： 用角刮法刮拭太溪穴30次，以潮红为度。

③ 痰蒙清窍 + 丰隆

典型特征： 头脑沉重而昏蒙，胸脘满闷，恶心呕吐，食量减少，时常吐痰涎。

刮痧： 用面刮法刮拭丰隆穴30次，以出痧为度。

✚ 老中医经验方

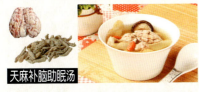

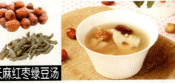

天麻补脑助眠汤

- 取天麻15克，枸杞9克，香菇50克，猪脑200克，煲汤，趁热饮用。
- 本品可清热活络，治疗肝阳头痛。

天麻红枣绿豆汤

- 取天麻15克，红枣10枚，绿豆80克，莲藕块200克，煲汤，趁热饮用。
- 本品可调理气血，治疗瘀血头痛。

亚健康病症 02

偏头痛

症状 发作性中重度搏动样头痛，多为偏侧，可伴有恶心、呕吐等症状。

【病症简介】

偏头痛是临床最常见的原发性头痛类型，多起病于儿童和青春期，中青年期达发病高峰，常有遗传背景。另外一些环境和精神因素如紧张、过劳、情绪激动、睡眠过度等均可导致偏头痛。

刮痧手法

01 列缺（角刮法）

用角刮法刮拭列缺穴30次，力度适中，可不出痧。

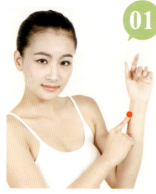
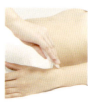

『穴位定位』

位于前臂桡侧缘，桡骨茎突上方，当腕横纹上1.5寸。

02 合谷（角刮法）

用角刮法刮拭合谷穴30次，力度适中，可不出痧。

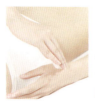
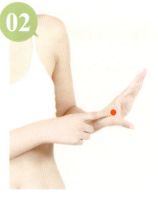

『穴位定位』

位于手背，第一、二掌骨间，当第二掌骨桡侧的中点处。

03 血海（角刮法）

用角刮法刮拭血海穴30次，力度稍重，以出痧为度。

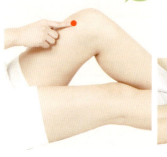

『穴位定位』

屈膝，位于大腿内侧，髌底内侧端上2寸，股四头肌内侧头的隆起处。

偏头痛 刮痧疗法扫扫看

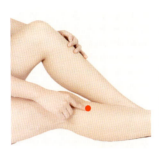
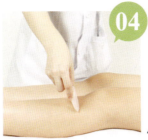

04 阳陵泉（角刮法）

用角刮法刮拭阳陵泉穴30次，力度由轻到重，至皮肤出现痧痕为止。

『穴位定位』

位于小腿外侧，当腓骨头前下方凹陷处。

【功效解析】

列缺可通经活络、宣肺祛风；合谷可镇静止痛、通经活经；血海可调经统血、祛风除湿；阳陵泉可疏肝利胆、舒筋活络。四穴搭配刮痧，可加强通络止痛、疏风理血之功，缓解偏头痛，改善脑部循环。

随证加穴刮痧

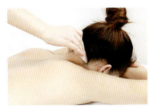
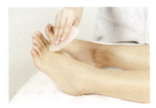
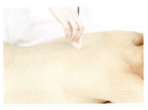

①风寒头痛 + 风池

典型特征： 头痛偏于头部一侧或全头痛，痛因风寒而诱发，呈跳痛或掣痛。

刮痧： 用角刮法刮拭风池穴30次，力度适中，以出痧为度。

②肝气郁结 + 太冲

典型特征： 头痛偏于头部一侧，呈胀痛，伴眩晕，心烦失眠，两胁串痛。

刮痧： 用角刮法刮拭太冲穴30次，力度适中，以出痧为度。

③瘀阻脑络 + 膈俞

典型特征： 头痛偏于头部一侧，痛如锥刺，痛处固定，日轻夜重，反复发作。

刮痧： 用角刮法刮拭膈俞穴30次，力度适中，以出痧为度。

✚ 老中医经验方

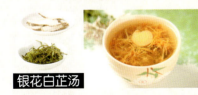

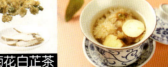

银花白芷汤

- 取金银花5克，白芷5克，煎水，趁热饮用。
- 本品可祛风止痛，治疗风寒偏头痛。

菊花白芷茶

- 取菊花5克，白芷5克，开水泡茶，趁热饮用。
- 本品可治疗肝气郁结偏头痛。

亚健康病症 03

眩晕

症状 头痛、头晕、耳聋、耳鸣、恶心、呕吐、出冷汗等。

【病症简介】

眩晕分为周围性眩晕和中枢性眩晕。中枢性眩晕是由脑组织、脑神经疾病引起，如高血压、动脉硬化等脑血管疾病。如不及时治疗容易引起痴呆、脑血栓、脑出血、中风偏瘫，甚至猝死等情况。

刮痧手法

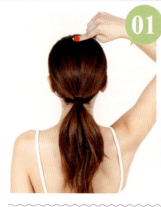

01 百会（面刮法）

用面刮法刮拭百会穴1～3分钟，由浅入深缓慢地着力，逐渐加重，以有明显的酸胀感为度。

『穴位定位』

位于头部，当前发际正中直上5寸，或两耳尖连线的中点处。

02 血海（面刮法）

用面刮法从上往下刮拭血海穴1～3分钟，以出痧为度。

『穴位定位』

屈膝，位于大腿内侧，髌底内侧端上2寸，股四头肌内侧头的隆起处。

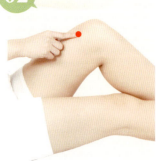

03 阴陵泉（面刮法）

用面刮法从上往下刮拭阴陵泉穴1～3分钟，以出痧为度。

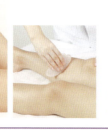

『穴位定位』

位于小腿内侧，当胫骨内侧髁后下方凹陷处。

眩晕刮痧疗法扫扫看

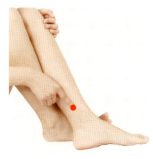 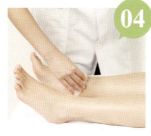

04 三阴交（面刮法）

用面刮法从上往下刮拭三阴交穴1~3分钟，以出痧为度。

『穴位定位』

位于小腿内侧，当足内踝尖上3寸，胫骨内侧缘后方。

【功效解析】

百会可熄风醒脑、升阳固脱；血海可调经统血、祛风化湿；阴陵泉可健脾理气、益肾调经；三阴交可健脾理血、益肾平肝。四穴搭配刮痧，可加强醒脑开窍、化痰除湿、调理肝肾之功，缓解眩晕。

随证加穴刮痧

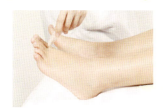 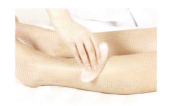 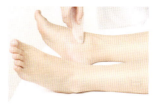

①肝阳上亢 + 行间

典型特征： 眩晕兼见面红耳赤，视物模糊，耳鸣，烦躁易怒。

刮痧： 用角刮法刮拭行间穴2~3分钟，可不出痧。

②痰湿中阻 + 丰隆

典型特征： 视物旋转，头重如裹，时常恶心反胃，偶有呕吐痰涎。

刮痧： 用角刮法刮拭丰隆穴3分钟，以出痧为度。

③肾精不足 + 照海

典型特征： 眩晕发作持续时间长，伴失眠，健忘，耳鸣，腰酸膝软。

刮痧： 用角刮法刮拭照海穴3分钟，以出痧为度。

✚ 老中医经验方

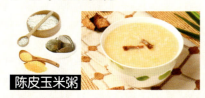 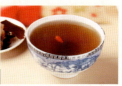

陈皮玉米粥

- 取大米200克，玉米粉30克，陈皮10克，煲粥，趁热食用。
- 本品可治疗痰湿中阻眩晕。

首乌银杏叶钩藤茶

- 取何首乌10克，银杏叶5克，钩藤8克，煎水，趁热饮用。
- 本品可治疗肝阳上亢眩晕。

亚健康病症 04

失眠

症状

难以入睡或睡眠浅表，全身不适、无精打采、反应迟缓、头痛、记忆力减退等。

失眠刮痧疗法扫扫看

【病症简介】

失眠是指无法入睡或无法保持睡眠状态，虽不属于危重疾病，但影响人们的日常生活。睡眠不足会导致健康不佳，生理节奏被打乱，继之引起人的疲劳感。

刮痧手法

01 心俞（面刮法）

用面刮法刮拭心俞穴30次，力度适中，以出痧为度。

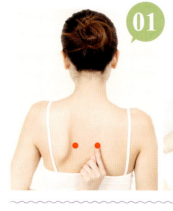

『穴位定位』

位于背部，当第五胸椎棘突下，旁开1.5寸。

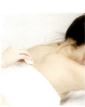

02 神门（角刮法）

用角刮法刮拭神门穴30次，力度适中，可不出痧。

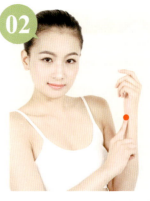

『穴位定位』

位于腕部，腕掌侧横纹尺侧端，尺侧腕屈肌腱的桡侧凹陷处。

03 三阴交（角刮法）

用角刮法从上往下刮拭三阴交穴30次，以出痧为度。

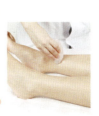

『穴位定位』

位于小腿内侧，当足内踝尖上3寸，胫骨内侧缘后方。

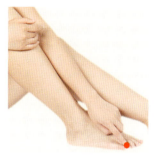 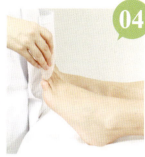

04 足窍阴（角刮法）

用角刮法刮拭足窍阴穴30次，可不出痧。

『穴位定位』

位于足第四趾末节外侧，距趾甲角0.1寸（指寸）。

【功效解析】

心俞可宁心安神、理气调血；神门可益心安神、通经活络；三阴交可健脾理血、益肾平肝；足窍阴可疏肝气、清胆火、熄风热、安心神。四穴搭配刮痧，可加强宁心安神、疏经活络之功，缓解失眠，改善头痛。

随证加穴刮痧

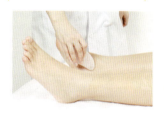 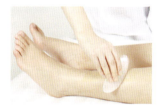 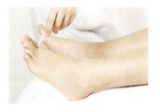

①阴虚火旺 + 太溪

典型特征： 心烦失眠，心悸不安，头晕，耳鸣，健忘，腰酸梦遗，五心烦热，口干津少。

刮痧： 用角刮法刮拭太溪穴30次，以出痧为度。

②痰热内扰 + 丰隆

典型特征： 失眠，胸闷，头痛，心烦口苦，视物模糊，痰黏难咳。

刮痧： 用面刮法刮拭丰隆穴30次，以出痧为度。

③肝郁化火 + 行间

典型特征： 失眠，性情急躁易怒，不思饮食，口渴喜饮，目赤口苦，小便黄，便秘。

刮痧： 用角刮法刮拭行间穴30次，以出痧为度。

✤ 老中医经验方

  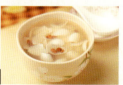

枣仁鲜百合汤

- 取鲜百合60克，酸枣仁20克，煎水，趁热饮用。
- 本品可治疗阴虚火旺失眠。

合欢菊花茶

- 取合欢花12克，菊花10克，煎水，趁热饮用。
- 本品可治疗肝郁化火失眠。

亚健康病症 05

低血压

症状：病情轻微者可有头晕、头痛、疲劳等，严重者会出现直立性眩晕、四肢冰凉。

低血压刮痧疗法扫扫看

【病症简介】

低血压指血压降低引起的一系列症状，这些症状主要是因血压下降，血液循环缓慢，影响组织细胞氧气和营养的供应引起的。西医诊断低血压的标准为：血压值小于 90/60 毫米汞柱。

刮痧手法

01 百会（面刮法）

用面刮法刮拭百会穴 30 次，力度轻柔，以潮红为度。

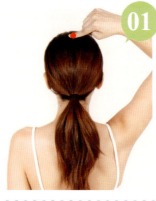

『穴位定位』

位于头部，当前发际正中直上 5 寸，或两耳尖连线的中点处。

02 厥阴俞（面刮法）

用面刮法从上往下刮拭厥阴俞穴 30 次，至皮肤发红，皮下紫色痧斑、痧痕形成为止。

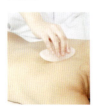

『穴位定位』

位于背部，当第四胸椎棘突下，旁开 1.5 寸。

03 膈俞（角刮法）

用角刮法从上往下刮拭膈俞穴 30 次，至皮肤发红，皮下紫色痧斑、痧痕形成为止。

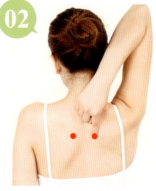

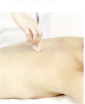

『穴位定位』

位于背部，当第七胸椎棘突下，旁开 1.5 寸。

【病症简介】

神经衰弱是指大脑由于长期情绪紧张及精神压力，从而使精神活动能力减弱的功能障碍性病症，本病处理不当可迁延数年。一般经精神科或心理科医生积极、及时治疗，指导病人正确对待疾病，可达缓解或治愈。

亚健康病症 06 神经衰弱

症状：易兴奋，脑力易疲劳，记忆力减退，伴有各种躯体不适。

刮痧手法

百会（面刮法）

用面刮法刮拭百会穴30次，力度轻柔，以发热为度。

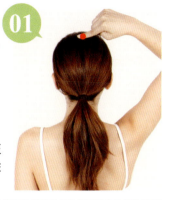

『穴位定位』
位于头部，当前发际正中直上5寸，或两耳尖连线的中点处。

风府（角刮法）

用角刮法刮拭风府穴30次，力度适中，以发热为度。

『穴位定位』
位于项部，当后发际正中直上1寸，枕外隆凸直下，两侧斜方肌之间凹陷中。

风池（角刮法）

用角刮法刮拭风池穴30次，力度适中，以发热为度。

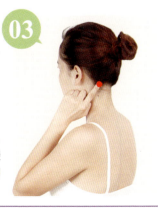

『穴位定位』
位于项部，当枕骨之下，与风府相平，胸锁乳突肌与斜方肌上端之间的凹陷处。

神经衰弱 刮痧疗法扫扫看

亚健康病症 07

疲劳综合征

症状 短期记忆力减退或注意力不集中、肌肉酸痛、头痛等。

疲劳综合征
刮痧疗法扫扫看

【病症简介】

疲劳综合征患者通常心理方面的异常表现要比身体方面的症状出现得早，自我感觉较为突出，实际上其自觉的疲劳感多源于体内的各种功能失调。

刮痧手法

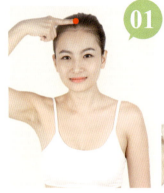

01 神庭（面刮法）

用面刮法刮拭神庭穴10～15次，力度适中，以潮红、发热为度。

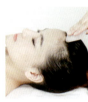

『穴位定位』

位于头部，当前发际正中直上0.5寸。

太阳（角刮法）

用角刮法刮拭太阳穴1～2分钟，以潮红、发热为度。

02

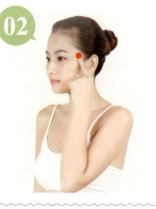

『穴位定位』

位于颞部，当眉梢与目外眦之间，向后约一横指的凹陷处。

03 合谷（角刮法）

用角刮法刮拭合谷穴10～15次，力度适中，以潮红为度。

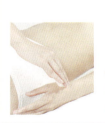

『穴位定位』

位于手背，第一、二掌骨间，当第二掌骨桡侧的中点处。

【病症简介】

胸闷，可轻可重，是一种主观感觉。轻者可能是心脏、肺的功能失调引起的，经西医诊断无明显器质性病变。严重者为心肺二脏疾患引起，可由冠心病、心肌供血不足或慢性支气管炎、肺气肿、肺心病等导致。

亚健康病症 08

胸闷

症状

自觉胸部闷胀、呼吸不畅，伴或不伴咳嗽、胸痛等。

刮痧手法

俞府（角刮法） 01

用角刮法刮拭俞府穴30次，力度适中，以出痧为度。

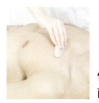

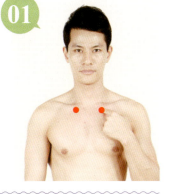

『穴位定位』

位于胸部，当锁骨下缘，前正中线旁开2寸。

02 中府（角刮法）

用角刮法刮拭中府穴30次，力度适中，以出痧为度。

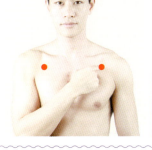

『穴位定位』

位于胸前壁的外上方，云门下1寸，平第一肋间隙，距前正中线6寸。

膻中（角刮法） 03

用角刮法从上往下刮拭膻中穴30次，以出痧为度。

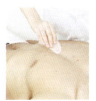

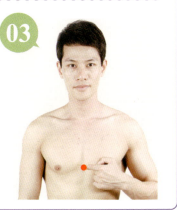

『穴位定位』

位于胸部，当前正中线上，平第四肋间，两乳头连线的中点。

胸闷
刮痧疗法扫扫看

亚健康病症 09

肥胖症

形体肥胖，多有怕热，活动能力降低，甚至活动时有轻度气促，睡眠时打鼾。

肥胖症刮痧疗法扫扫看

【病症简介】

肥胖是指一定程度的明显超重与脂肪层过厚，是体内脂肪尤其是三酰甘油积聚过多而导致的一种状态。肥胖严重者容易引起血压高、心血管病、肝脏病变、肿瘤、睡眠呼吸暂停等一系列的问题。

刮痧手法

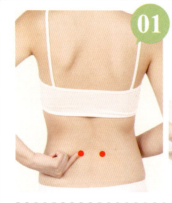

01 肾俞（面刮法）

用面刮法从上往下刮拭肾俞穴30次，力度稍重，至皮肤发红，皮下紫色痧斑、痧痕形成为止。

『穴位定位』

位于腰部，当第二腰椎棘突下，旁开1.5寸。

膻中（角刮法）

用角刮法从上往下刮拭膻中穴30次，力度微重，以出痧为度。

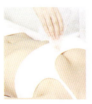
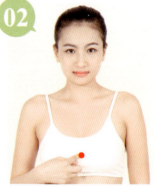

02

『穴位定位』

位于胸部，当前正中线上，平第四肋间，两乳头连线的中点。

03 中脘（角刮法）

用角刮法从上往下刮拭中脘穴30次，力度微重，以出痧为度。

『穴位定位』

位于上腹部，前正中线上，当脐中上4寸。

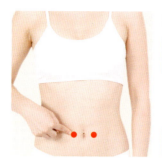
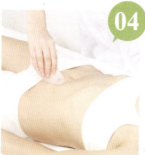

04 天枢（角刮法）

用角刮法从上往下刮拭天枢穴30次，力度适中，可不出痧。

『穴位定位』

位于腹中部，距脐中2寸。

【功效解析】

肾俞可益肾助阳、强腰利水；膻中可理气宽胸、清肺化痰；中脘可理气和胃、化湿降逆；天枢可疏调肠腑、理气化滞。四穴搭配刮痧，可加强除湿化痰、理气导滞、降脂减重之功，缓解肥胖症。

随证加穴刮痧

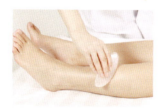
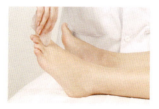
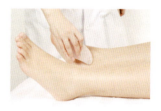

① 气虚痰壅 + 丰隆

典型特征： 形体肥胖，动则气短、汗出，肤色少华，精神倦怠，嗜睡，大便溏薄，四肢水肿。

刮痧： 用面刮法刮拭丰隆穴30次，以出痧为度。

② 胃肠积热 + 内庭

典型特征： 形体肥胖，面有油光，胃口极佳，畏热烦躁，口苦咽干，或见尿黄、便秘。

刮痧： 用角刮法刮拭内庭穴30次，以出痧为度。

③ 肾阳亏虚 + 太溪

典型特征： 形体肥胖，畏寒肢冷，嗜卧懒动，腰脊酸楚，下肢水肿，午后尤甚，妇女月经不调。

刮痧： 用角刮法刮拭太溪穴30次，以出痧为度。

✚ 老中医经验方

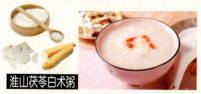
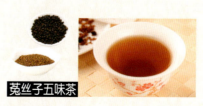

淮山茯苓白术粥

- 取大米100克，淮山、茯苓、白术各10克，枸杞5克，煲粥，趁热食用。
- 本品可治疗气虚痰壅肥胖症。

菟丝子五味茶

- 取菟丝子5克，五味子5克，煎水，趁热饮用。
- 本品可治疗肾阳亏虚肥胖症。

亚健康病症 10

空调病

症状：鼻塞、头昏、打喷嚏、乏力、记忆力减退、四肢肌肉关节酸痛等。

空调病刮痧疗法扫扫看

【病症简介】

空调病又称"空调综合征",长时间在空调环境下工作、学习的人容易出现。主要因空气不流通,环境不佳而引起。老人、儿童的身体抵抗力低下,空调冷气最容易攻破他们的呼吸道防线。

刮痧手法

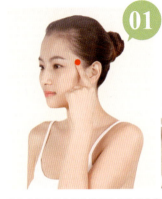

01 太阳(角刮法)

用角刮法刮拭太阳穴1~3分钟,力度轻柔,以潮红为度。

『穴位定位』

位于颞部,当眉梢与目外眦之间,向后约一横指的凹陷处。

迎香(角刮法)

用角刮法刮拭迎香穴1~3分钟,力度轻柔,以潮红为度。

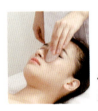
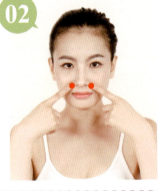

02

『穴位定位』

位于鼻翼外缘中点旁,当鼻唇沟中。

03 风池(角刮法)

用角刮法自上而下刮拭风池穴30次,以出痧为度。

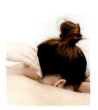

『穴位定位』

位于项部,当枕骨之下,与风府相平,胸锁乳突肌与斜方肌上端之间的凹陷处。

【病症简介】

黑眼圈是由于经常熬夜、睡眠不足、情绪激动、眼部过度疲劳，导致二氧化碳及代谢废物积累过多，造成眼部色素沉着所致。眼袋，是指下眼睑浮肿，长期睡眠不佳、睡前饮水过多等因素均可引起。

亚健康病症 11

黑眼圈、眼袋

症状　眼部黑色素沉着、眼睛水肿、失眠、精神不振等。

刮痧手法

承泣（角刮法） 01

用角刮法从内往外刮拭承泣穴 10～15 次，力度适中，以潮红、出痧为度。

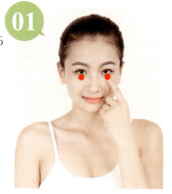

『穴位定位』
位于面部，瞳孔直下，当眼球与眶下缘之间。

02　四白（角刮法）

用角刮法从内往外刮拭四白穴 10～15 次，力度适中，以潮红、出痧为度。

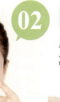

『穴位定位』
位于面部，瞳孔直下，当眶下孔凹陷处。

肾俞（面刮法） 03

用面刮法从上往下刮拭肾俞穴 10～15 次，力度适中，以出痧为度。

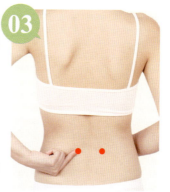

『穴位定位』
位于腰部，当第二腰椎棘突下，旁开1.5寸。

黑眼圈、眼袋 刮痧疗法扫扫看

亚健康病症 12

黄褐斑

症状　颜面中部有对称性蝴蝶状的黄褐色斑片，边缘清楚。

黄褐斑 刮痧疗法扫扫看

【病症简介】

　　黄褐斑，又称"蝴蝶斑""肝斑"，是有黄褐色色素沉着的皮肤病。内分泌异常是本病发生的原因，与妊娠、月经不调、痛经、失眠、慢性肝病及日晒等有一定的关系。

刮痧手法

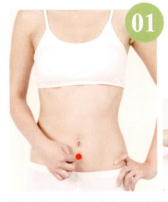

01 气海（面刮法）

用面刮法刮拭气海穴1～3分钟，力度适中，以潮红为度。

『穴位定位』

位于下腹部，前正中线上，当脐中下1.5寸。

关元（面刮法） 02

用面刮法刮拭关元穴1～3分钟，力度适中，以潮红为度。

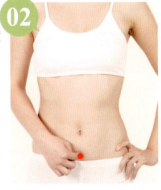

『穴位定位』

位于下腹部，前正中线上，当脐中下3寸。

03 太溪（角刮法）

用角刮法自上而下刮拭太溪穴1～3分钟，力度由轻至重，以潮红为度。

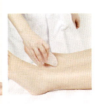

『穴位定位』

位于足内侧，内踝后方，当内踝尖与跟腱之间的凹陷处。

PART 4 健康天天享,"刮"走日常病症

人食五谷,没有不生病的,小病小痛,视而不见,久而久之,必成大疾,勿因病小而不治。本章介绍了43种生活常见病症的临床症状及其取穴、刮痧方法,拿起刮痧板,动动手,做自己及家人的健康卫士。

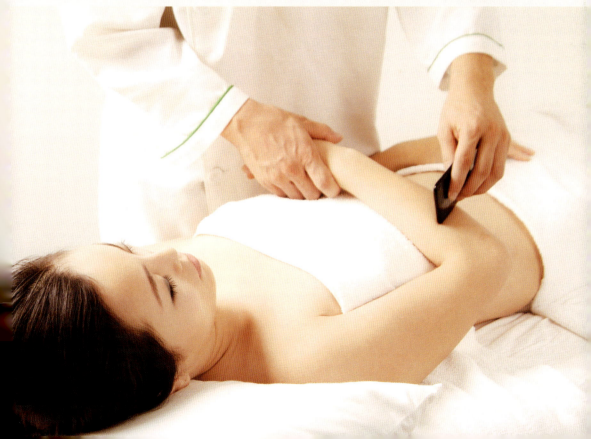

日常病症 01

感冒

症状：头痛、鼻塞、流涕、喷嚏、恶寒、发热、全身不适等。

【病症简介】

感冒，是一种由病毒或细菌引起的急性上呼吸道感染疾病，中医称为"伤风"。本病春冬季多发，体质较弱者易感。一般病情较轻，病程较短，可自行痊愈，严重者会引起严重的并发症，如肺炎、心肌炎、急性肾炎等。

刮痧手法

01 风池（角刮法）

用角刮法从上往下刮拭风池穴30次，由轻到重，反复刮至出痧为止。

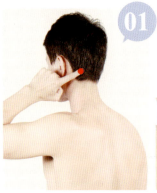

『穴位定位』

位于项部，当枕骨之下，胸锁乳突肌与斜方肌上端之间的凹陷处。

大椎（角刮法）

用角刮法从上往下刮拭大椎穴30次，由轻到重，反复刮至出痧为止。

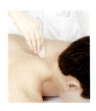
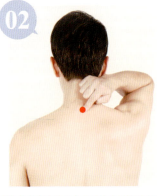

『穴位定位』

位于后正中线上，第七颈椎棘突下凹陷中。

03 风门（面刮法）

用面刮法刮拭风门穴30次，反复刮至出痧为止。

『穴位定位』

位于背部，当第二胸椎棘突下，旁开1.5寸。

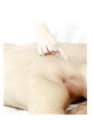

感冒刮痧疗法扫扫看

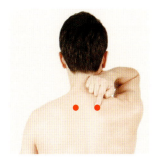 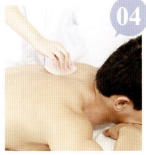

04 肺俞（面刮法）

用面刮法从上往下刮拭肺俞穴30次，反复刮至出痧为止。

『穴位定位』

位于背部，当第三胸椎棘突下，旁开1.5寸。

【功效解析】

风池可解表祛风、醒脑、止头痛；大椎可清热解表、截疟止痛；风门可宣肺解表、益气固表；肺俞可宣肺通窍、化痰止咳。四穴搭配刮痧，可加强祛风解表、散邪之功，加速身体发汗，缓解感冒。

随证加穴刮痧

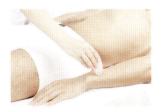 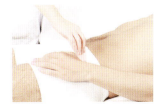 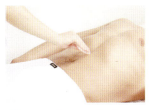

①风寒感冒 + 外关

典型特征： 头痛，肢体酸楚，鼻塞声重，咳嗽流涕，痰液稀薄，恶寒发热或不发热，无汗。

刮痧： 用角刮法刮拭外关穴3分钟，以出痧为度。

②风热感冒 + 合谷

典型特征： 发热汗出，微恶风寒，头痛，头昏，咳嗽痰稠，鼻塞涕浊，口渴咽痛。

刮痧： 用角刮法刮拭合谷穴3分钟，以出痧为度。

③暑湿感冒 + 中脘

典型特征： 多发于夏季，头重如裹，胸闷，恶心呕吐，汗出不解，心烦口渴。

刮痧： 用角刮法刮拭中脘穴2～3分钟，力度适中，以出痧为度。

✚ 老中医经验方

 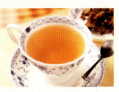

甘草桂枝茶

- 取炙甘草10克，桂枝15克，开水泡茶，趁热饮用。
- 本品可发汗解表，治疗风寒感冒。

荷叶藿香饮

- 取藿香10克，水发荷叶5克，煎水，趁热饮用。
- 本品可祛暑解表，治疗暑湿感冒。

日常病症 02

发热

症状　外感发热起病急，病程较短，伴恶寒、头身疼痛等；内伤发热起病慢，多为低热。

发热刮痧疗法扫扫看

【病症简介】

发热是指体温高出正常标准，中医将其分为外感发热和内伤发热。外感发热见于感冒、伤寒、瘟疫等病症。内伤发热有阴虚发热、阳虚发热、血虚发热、气虚发热等。

刮痧手法

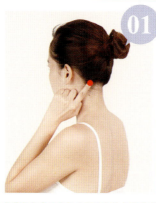

01 风池（角刮法）

用角刮法刮拭风池穴30次，力度稍重，刮至皮肤发红，皮下紫色痧斑、痧痕形成为止。

『穴位定位』

位于项部，当枕骨之下，与风府相平，胸锁乳突肌与斜方肌上端之间的凹陷处。

大椎（面刮法）

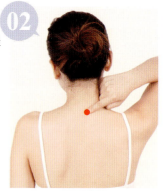

用面刮法刮拭大椎穴30次，刮至皮肤发红，皮下紫色痧斑、痧痕形成为止。

『穴位定位』

位于后正中线上，第七颈椎棘突下凹陷中。

03 大杼（面刮法）

用面刮法刮拭大杼穴30次，刮至皮肤发红，皮下紫色痧斑、痧痕形成为止。

『穴位定位』

位于背部，当第一胸椎棘突下，旁开1.5寸。

日常病症 03 肺炎

症状：寒战、高热、咳嗽、咳痰，时，有少量痰或大量的痰。深呼吸和咳嗽

【病症简介】

肺炎是指终末气道、肺泡和肺间质等组织病变所发生的炎症，病情严重者可并发肺水肿、败血症、感染性休克、支气管扩张等疾病。本病起病急，自然病程是 7～10 天。

刮痧手法

大椎（面刮法） 01

用面刮法刮拭大椎穴 1～3 分钟，手法连贯，速度适中，以出痧为度。

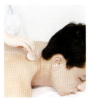

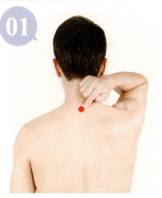

『穴位定位』

位于后正中线上，第七颈椎棘突下凹陷中。

身柱（面刮法） 02

用面刮法刮拭身柱穴 1～3 分钟，手法连贯，速度适中，以出痧为度。

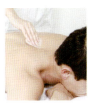

『穴位定位』

位于背部，当后正中线上，第三胸椎棘突下凹陷中。

肺俞（面刮法） 03

用面刮法刮拭肺俞穴 1～3 分钟，手法连贯，速度适中，以出痧为度。

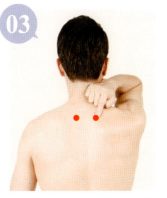

『穴位定位』

位于背部，当第三胸椎棘突下，旁开 1.5 寸。

肺炎 刮痧疗法扫扫看

日常病症 04

咳嗽

症状

喉痒欲咳，喉间有痰声，似水笛哮鸣声，易咳出，痰稀白或黄稠等。

咳嗽
刮痧疗法扫扫看

【病症简介】

咳嗽是呼吸系统疾病的主要症状，上呼吸道感染、支气管炎、肺炎、喉炎等均可引起咳嗽。中医认为本病是因外感六淫影响于肺所致的有声有痰之症。

刮痧手法

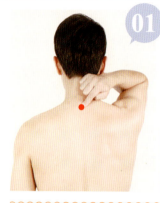

01 大椎（角刮法）

用角刮法刮拭大椎穴20次，力度轻柔，速度缓慢，可不出痧。

『穴位定位』

位于后正中线上，第七颈椎棘突下凹陷中。

大杼（面刮法） 02

用面刮法刮拭大杼穴30次，力度微重，速度适中，以出痧为度。

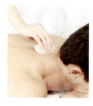

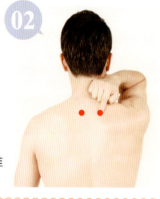

『穴位定位』

位于背部，当第一胸椎棘突下，旁开1.5寸。

03 肺俞（面刮法）

用面刮法刮拭肺俞穴30次，力度微重，速度适中，以出痧为度。

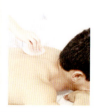

『穴位定位』

位于背部，当第三胸椎棘突下，旁开1.5寸。

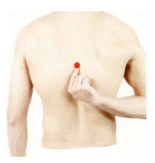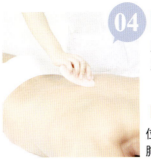

04 至阳（角刮法）

用角刮法刮拭至阳穴 30 次，力度适中，速度均匀，可不出痧。

『穴位定位』

位于背部，当后正中线上，第七胸椎棘突下凹陷中。

【功效解析】

大椎可清热解表、截疟止痫；大杼可祛风解表、宣肃肺气；肺俞可解表宣肺、清热理气；至阳可理气宽胸、疏肝和胃。四穴搭配刮痧，可加强宣肺理气、止咳平喘之功，缓解咳嗽，改善胸闷、气急。

随证加穴刮痧

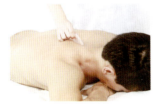 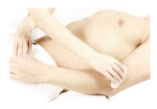 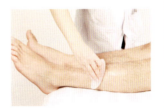

① 风寒袭肺 + 风门

典型特征：咳嗽声重，痰稀色白，伴恶寒发热，无汗，头身疼痛。

刮痧：用面刮法刮拭风门穴 30 次，以出痧为度。

② 风热犯肺 + 曲池

典型特征：咳嗽频繁剧烈，咯痰黄稠，咽痛，小便黄。

刮痧：用面刮法刮拭曲池穴 30 次，以出痧为度。

③ 痰湿阻肺 + 丰隆

典型特征：咳嗽黏痰，痰多色白，胸脘胀满，身体困重。

刮痧：用面刮法刮拭丰隆穴 30 次，以出痧为度。

✚ 老中医经验方

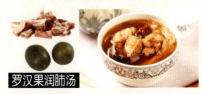 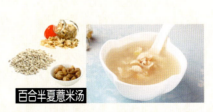

罗汉果润肺汤

- 取猪排骨 400 克，罗汉果 5 克，红枣少许，煲汤，趁热饮用。
- 本品可治疗风热犯肺咳嗽。

百合半夏薏米汤

- 取干百合 10 克，半夏 8 克，水发薏米 100 克，煲汤，趁热饮用。
- 本品可治疗痰湿阻肺咳嗽。

日常病症 05

慢性咽炎

症状：咽部不适感、异物感，还可有微痛，伴咳嗽、恶心、呕吐等。

【病症简介】

慢性咽炎是一种病程发展缓慢的炎症，常与邻近器官或全身性疾病并存，如鼻窦炎、腺样体残留等，可能使鼻咽部长期受到刺激以致发炎。本病还与某些不明原因的疾病如内分泌紊乱、风湿性关节炎等相关联。

刮痧手法

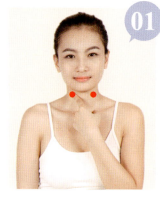

01 人迎（面刮法）

用面刮法从上往下刮拭人迎穴1～3分钟，力度轻柔，以潮红、出痧为度。

『穴位定位』

位于颈部，结喉旁，当胸锁乳突肌的前缘，颈总动脉搏动处。

天突（角刮法）

用角刮法刮拭天突穴1～3分钟，力度适中，以潮红为度。

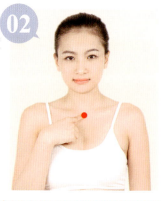

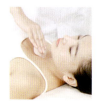

『穴位定位』

位于颈部，当前正中线上，胸骨上窝中央。

03 合谷（角刮法）

用角刮法从上往下刮拭合谷穴1～3分钟，力度适中，以出痧为度。

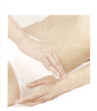

『穴位定位』

位于手背，第一、二掌骨间，当第二掌骨桡侧的中点处。

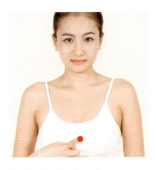 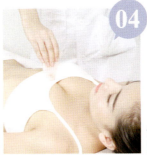

04 膻中（角刮法）

用角刮法刮拭膻中穴1～3分钟，力度适中，以局部皮肤潮红为度。

『穴位定位』

位于胸部，当前正中线上，平第四肋间，两乳头连线的中点。

【功效解析】

人迎可利咽散结、理气降逆；天突可理气化痰、清咽开音；合谷疏风解表、清泄肺气；膻中可理气宽胸、清肺化痰。四穴搭配刮痧，可加强清咽利喉、理气止咳之功，缓解慢性咽炎，改善咳嗽、恶心。

随证加穴刮痧

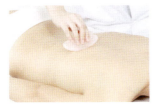 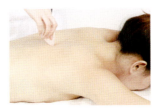 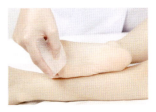

① 阴虚火炎 + 肝俞

典型特征： 咽部不适，痛势隐隐，有异物感，痰黏量少，伴有午后烦热。

刮痧： 用面刮法刮拭肝俞穴1～3分钟，力度适中，以出痧为度。

② 痰阻血瘀 + 膈俞

典型特征： 咽部干涩，痛呈刺痛，咽肌膜深红，常因频频清嗓而恶心不适。

刮痧： 用角刮法刮拭膈俞穴1～3分钟，力度适中，以出痧为度。

③ 阴虚津枯 + 涌泉

典型特征： 咽干甚痒，灼热燥痛，饮水后痛可暂缓，异物感明显，夜间多梦。

刮痧： 用角刮法刮拭涌泉穴1～3分钟，力度适中，以局部皮肤潮红为度。

✚ 老中医经验方

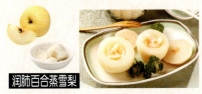 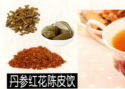

润肺百合蒸雪梨

- 取雪梨2个，鲜百合30克，蜂蜜适量，蒸制，趁热食用。
- 本品可治疗阴虚津枯慢性咽炎。

丹参红花陈皮饮

- 取陈皮2克，红花、丹参各5克，煎水，趁热饮用。
- 本品可治疗痰阻血瘀慢性咽炎。

日常病症 06 支气管炎

症状：长期咳嗽、咳痰、喘息、胸闷以及反复呼吸道感染等。

【病症简介】

支气管炎是指气管、支气管黏膜及其周围组织的慢性非特异性炎症。部分患者起病之前先有急性上呼吸道感染，如急性咽喉炎、感冒等。当合并呼吸道感染时，细支气管黏膜充血水肿，可产生气喘（喘息）的症状。

刮痧手法

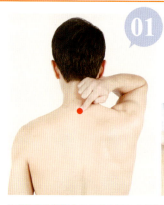

01 大椎（面刮法）

用面刮法刮拭大椎穴30次，力度适中，以出痧为度。

『穴位定位』

位于后正中线上，第七颈椎棘突下凹陷中。

定喘（面刮法）

用面刮法刮拭定喘穴30次，力度适中，以出痧为度。

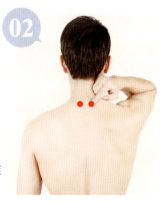

02

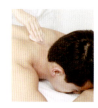

『穴位定位』

位于背部，当第七颈椎棘突下，旁开0.5寸。

03 大杼（面刮法）

用面刮法刮拭大杼穴30次，力度适中，以出痧为度。

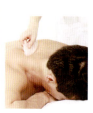

『穴位定位』

位于背部，当第一胸椎棘突下，旁开1.5寸。

支气管炎刮痧疗法扫扫看

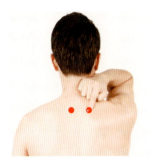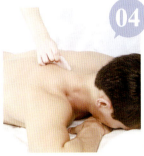

04 风门（面刮法）

用面刮法刮拭风门穴30次，力度适中，以出痧为度。

『穴位定位』

位于背部，当第二胸椎棘突下，旁开1.5寸。

【功效解析】

大椎可清热解表、截疟止痫；定喘可止咳平喘、通宣理肺；大杼可祛风解表、宣肃肺气；风门可宣肺解表、益气固表。四穴搭配刮痧，可加强止咳平喘、宽胸理气之功，缓解支气管炎，改善咳嗽、咳痰、喘息。

随证加穴刮痧

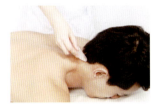 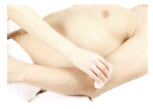 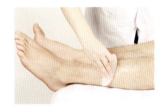

①风寒袭肺 + 风池

典型特征： 痰清白或黏，胸满腹胀，咳嗽声重，肢体酸楚。

刮痧： 用角刮法刮拭风池穴30次，力度适中，以出痧为度。

②风热犯肺 + 曲池

典型特征： 痰黄或绿，黏稠脓性或带血，胸满气短，大便干，小便黄。

刮痧： 用面刮法刮拭曲池穴30次，力度适中，以出痧为度。

③痰湿蕴肺 + 丰隆

典型特征： 病程较长，咳声重浊，痰多黏稠，痰色稀白或灰暗，伴胸闷。

刮痧： 用面刮法刮拭丰隆穴30次，力度适中，以出痧为度。

✚ 老中医经验方

 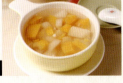 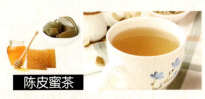

川贝枇杷汤

- 取枇杷40克，雪梨20克，川贝10克，煲汤，趁热饮用。
- 本品可治疗风热犯肺支气管炎。

陈皮蜜茶

- 取水发陈皮40克，蜂蜜20克，煎水，趁热饮用。
- 本品可治疗痰湿蕴肺支气管炎。

日常病症 07 哮喘

症状　喘息、气促、咳嗽、胸闷等症状突然发生，病情反复。

【病症简介】

哮喘是一种常见的气道慢性炎症性疾病，主要特征是广泛而多变的可逆性气流阻塞和支气管痉挛。经常在患者接触烟雾、香水、油漆、灰尘、宠物、花粉等刺激性气体或变应原之后发作。

刮痧手法

01 膻中（角刮法）

用角刮法刮拭膻中穴30次，力度适中，可不出痧。

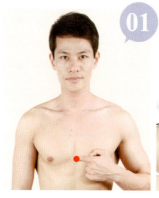
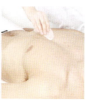

『穴位定位』

位于胸部，当前正中线上，平第四肋间，两乳头连线的中点。

孔最（面刮法）

用面刮法刮拭孔最穴30次，力度适中，以出痧为度。

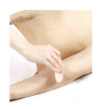
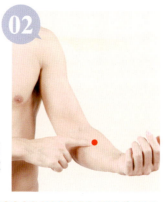

『穴位定位』

位于前臂掌面桡侧，当尺泽与太渊连线上，腕横纹上7寸。

03 足三里（面刮法）

用面刮法刮拭足三里穴30次，力度适中，以出痧为度。

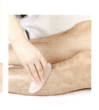

『穴位定位』

位于小腿前外侧，当犊鼻下3寸，距胫骨前缘一横指（中指）。

哮喘　刮痧疗法扫扫看

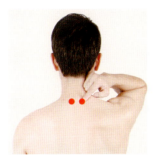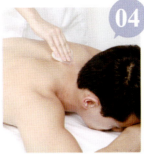

04 定喘（面刮法）

用面刮法从上往下刮拭定喘穴30次，以出痧为度。

『穴位定位』

位于背部，当第七颈椎棘突下，旁开0.5寸。

【功效解析】

膻中可理气宽胸、清肺化痰；孔最可清热止血、润肺理气；足三里可扶正培元、调理气血；定喘可止咳平喘、通宣理肺。四穴搭配刮痧，可加强止咳平喘、补气理气之功，缓解哮喘，改善气喘、胸闷。

随证加穴刮痧

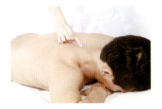 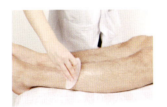 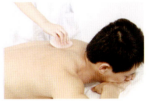

①风寒外袭 + 风门

典型特征：喉中哮鸣如水鸣声，痰多色白，痰质稀薄或多泡沫。

刮痧：用面刮法刮拭风门穴30次，以出痧为度。

②痰热阻肺 + 丰隆

典型特征：喉中痰鸣如吼，呼吸气粗，痰色黄或白，痰质黏稠，口渴，便秘。

刮痧：用面刮法刮拭丰隆穴30次，以出痧为度。

③肺气不足 + 肺俞

典型特征：喘促气短，喉中痰鸣，气怯声低，吐痰稀薄，或口干，两颊潮红。

刮痧：用面刮法刮拭肺俞穴30次，以出痧为度。

✚ 老中医经验方

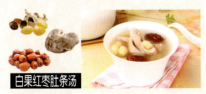

白果红枣肚条汤

- 取猪肚150克，白果40克，红枣20克，姜片少许，煲汤，趁热饮用。
- 本品可治疗肺气不足哮喘。

桑白皮茶

- 取桑白皮15克，煎水，趁热饮用。
- 本品可泻肺平喘、化痰止咳，治疗痰热阻肺哮喘。

日常病症 08

打嗝

症状

轻者间断打嗝，重者可连续不断，伴腹胀、腹痛、呕吐，个别患者可见小便失禁。

打嗝，刮痧疗法扫扫看

【病症简介】

打嗝，中医称之为呃逆，指气从胃中上逆，于喉间频频作声，声音急而短促，是生理上常见的一种现象，由横膈膜痉挛收缩引起。呃逆的原因有多种，轻者可不治自愈，重者则持续不止。

刮痧手法

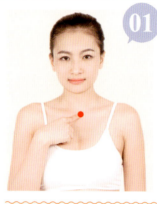
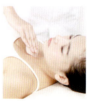

01 天突（角刮法）

用角刮法刮拭天突穴30次，力度适中，可不出痧。

『穴位定位』

位于颈部，当前正中线上，胸骨上窝中央。

中脘（面刮法）

用面刮法从上往下刮拭中脘穴30次，至皮肤发红，皮下紫色痧斑、痧痕形成为止。

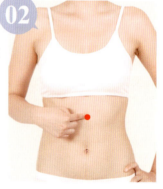

02

『穴位定位』

位于上腹部，前正中线上，当脐中上4寸。

03 气海（面刮法）

用面刮法从上往下刮拭气海穴30次，至皮肤发红，皮下紫色痧斑、痧痕形成为止。

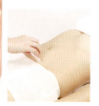

『穴位定位』

位于下腹部，前正中线上，当脐中下1.5寸。

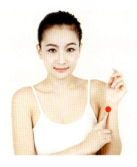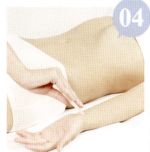

04 内关（角刮法）

用角刮法从上往下刮拭内关穴30次，力度稍重，以出痧为度。

『穴位定位』

位于前臂掌侧，当曲泽与大陵的连线上，腕横纹上2寸，掌长肌腱与桡侧腕屈肌腱之间。

【功效解析】

天突可理气化痰、清咽开音；中脘可理气和胃、化湿降逆；气海可补气理气、益肾固精；内关可宁心安神、和胃降逆。四穴搭配刮痧，可加强健脾和胃、理气降逆之功，缓解打嗝，改善腹胀、消化不良。

随证加穴刮痧

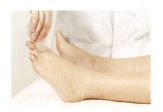 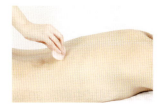 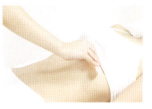

①胃火上逆 + 内庭

典型特征： 打嗝声洪亮有力，冲逆而出，口臭烦渴，多喜冷饮，脘腹满闷，大便秘结，小便短赤。

刮痧： 用角刮法刮拭内庭穴30次，以出痧为度。

②胃寒积滞 + 胃俞

典型特征： 打嗝声沉缓有力，膈间及胃脘不舒，得热则减，遇寒则甚，食欲减退，口不渴。

刮痧： 用面刮法刮拭胃俞穴30次，以出痧为度。

③肝气郁滞 + 期门

典型特征： 打嗝声连续，常因情志不畅诱发或加重，胸胁满闷，嗳气，饭量减少。

刮痧： 用面刮法刮拭期门穴30次，可不出痧。

✚ 老中医经验方

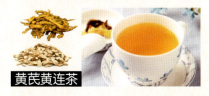 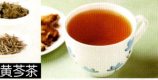

黄芪黄连茶

- 取黄芪15克，黄连3克，煎水，趁热饮用。
- 本品可治疗胃火上逆打嗝。

柴胡黄芩茶

- 取柴胡15克，黄芩8克，大黄4克，煎水，趁热饮用。
- 本品可治疗肝气郁滞打嗝。

日常病症 09

呕吐

症状

呕吐清水、痰涎或酸苦、热臭，伴腹胀、嗳气、厌食等。

【病症简介】

呕吐是临床常见的病症，既可单独为患，亦可见于多种疾病，是机体的一种防御反射动作，可分为三个阶段，即恶心、干呕和呕吐。呕吐常有诱因，如饮食不节、情志不遂、闻及不良气味等。

刮痧手法

01 下脘（角刮法）

用角刮法从上往下刮拭下脘穴30次，力度适中，速度均匀，以出痧为度。

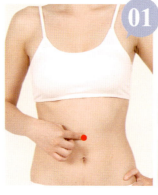

『穴位定位』

位于上腹部，前正中线上，当脐中上2寸。

02 气海（角刮法）

用角刮法从上往下刮拭气海穴30次，力度适中，速度均匀，以出痧为度。

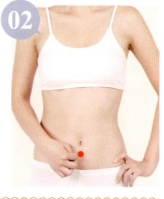

『穴位定位』

位于下腹部，前正中线上，当脐中下1.5寸。

03 内关（面刮法）

用面刮法从上往下刮拭内关穴30次，力度微重，速度适中，以出痧为度。

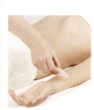

『穴位定位』

位于前臂掌侧，当曲泽与大陵的连线上，腕横纹上2寸，掌长肌腱与桡侧腕屈肌腱之间。

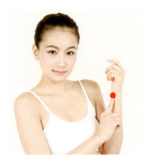
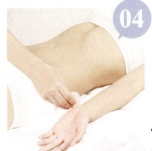

04 神门（面刮法）

用面刮法从上往下刮拭神门穴30次，力度微重，速度适中，以出痧为度。

『穴位定位』

位于腕部，腕掌侧横纹尺侧端，尺侧腕屈肌腱的桡侧凹陷处。

【功效解析】

下脘可健脾和胃、消积化滞；气海可补气理气、益肾固精；内关可宁心安神、理气和胃；神门可益心安神、通经活络。四穴搭配刮痧，可加强健脾和胃、安神止呕之功，缓解呕吐，改善消化不良、厌食。

随证加穴刮痧

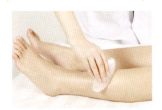
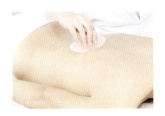
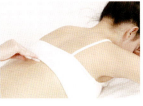

①痰饮内阻 + 丰隆

典型特征： 呕吐多为清水痰涎，胃脘满闷，吃饭不香，头眩，心悸。

刮痧： 用面刮法刮拭丰隆穴30次，力度适中，以出痧为度。

②肝气犯胃 + 肝俞

典型特征： 呕吐吞酸，嗳气频繁，胸胁闷痛。

刮痧： 用面刮法从上往下刮拭肝俞穴30次，以出痧为度。

③脾胃虚寒 + 脾俞

典型特征： 饮食稍有不慎，即呕吐，时作时止，面色苍白，倦怠乏力，口干而不欲饮。

刮痧： 用面刮法刮拭脾俞穴30次，以出痧为度。

✚ 老中医经验方

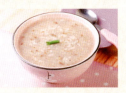

砂仁粥

- 水发大米170克，砂仁粉15克，煲粥，趁热食用。
- 本品可治疗痰饮内阻呕吐。

生姜肉桂炖猪肚

- 取猪肚块350克，肉桂30克，姜片少许，煲汤，趁热饮用。
- 本品可治疗脾胃虚寒呕吐。

日常病症 10

胃痛

症状

胃脘部疼痛、不欲饮食、嗳气、恶心、呕吐等，甚者可见便血。

【病症简介】

胃痛是指上腹胃脘部近心窝处的疼痛，是临床上常见的病症。引起胃痛的疾病有很多，常见的有急、慢性胃炎，胃、十二指肠溃疡，胃黏膜脱垂，胃下垂，胰腺炎，胆囊炎，胆石症等。

刮痧手法

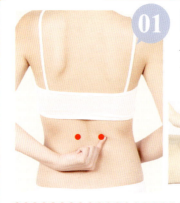

01 胃俞（面刮法）

用面刮法刮拭胃俞穴30次，力度适中，以出痧为度。

『穴位定位』

位于背部，当第十二胸椎棘突下，旁开1.5寸。

中脘（角刮法）

用角刮法从上往下刮拭中脘穴30次，力度适中，可不出痧。

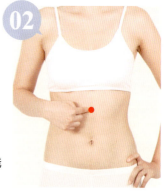

02

『穴位定位』

位于上腹部，前正中线上，当脐中上4寸。

03 天枢（角刮法）

用角刮法刮拭天枢穴30次，力度适中，可不出痧。

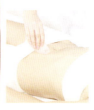

『穴位定位』

位于腹中部，距脐中2寸处。

胃痛
刮痧疗法扫扫看

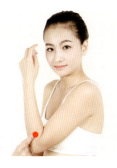
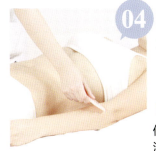

04 手三里（面刮法）

用面刮法刮拭手三里穴30次，力度适中，微微出痧即可。

『穴位定位』

位于前臂背面桡侧，当阳溪与曲池连线上，肘横纹下2寸。

【功效解析】

胃俞可和胃健脾、理中降逆；中脘可理气和胃、化湿降逆；天枢可调中和胃、理气健脾；手三里可通经活络、调理肠胃。四穴搭配刮痧，可加强健脾和胃、理气止痛之功，缓解胃痛，改善腹痛、腹胀、消化不良。

随证加穴刮痧

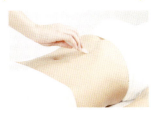
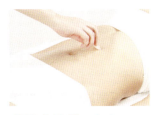
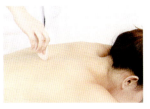

①寒邪客胃 + 上脘

典型特征：胃脘疼痛剧烈，畏寒喜暖，局部热敷痛减，口不渴或喜热饮。

刮痧：用角刮法从上往下刮拭上脘穴30次，力度稍重，以出痧为度。

②饮食停滞 + 梁门

典型特征：胃脘胀闷，甚则疼痛，打嗝反酸，呕吐未消化食物，吐后痛减，或大便不爽。

刮痧：用角刮法刮拭梁门穴30次，以出痧为度。

③瘀血停滞 + 膈俞

典型特征：胃痛拒按，痛有定处，食后痛甚，或见呕血便黑。

刮痧：用立刮法从上往下刮拭膈俞穴30次，以出痧为度。

✚ 老中医经验方

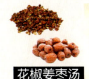
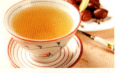

花椒姜枣汤

- 取红枣15克，花椒8克，姜片10克，煎水，趁热饮用。
- 本品可治疗寒邪客胃胃痛。

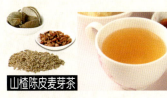

山楂陈皮麦芽茶

- 取麦芽15克，山楂干15克，陈皮12克，煎水，趁热饮用。
- 本品可治疗饮食停滞胃痛。

日常病症 11

腹胀

症状 腹部胀满、腹痛、恶心、呕吐、便秘、不欲饮食等。

【病症简介】

腹胀是一种常见的消化系统症状，引起腹胀的原因主要见于胃肠道胀气、各种原因所致的腹水等。当消化吸收功能不良导致胃肠道内产气过多，而肠道内的气体又不能从肛门排出体外时，可导致腹胀。

刮痧手法

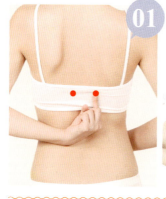

01 肝俞（面刮法）

用面刮法从上往下刮拭肝俞穴30次，至皮肤发红，皮下紫色痧斑、痧痕形成为止。

『穴位定位』

位于背部，当第九胸椎棘突下，旁开1.5寸。

胃俞（面刮法）

用面刮法从上往下刮拭胃俞穴30次，至皮肤发红，皮下紫色痧斑、痧痕形成为止。

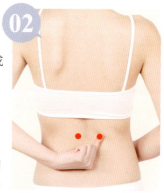

02

『穴位定位』

位于背部，当第十二胸椎棘突下，旁开1.5寸。

03 大肠俞（面刮法）

用面刮法从上往下刮拭大肠俞穴30次，至皮肤发红，皮下紫色痧斑、痧痕形成为止。

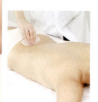

『穴位定位』

位于腰部，当第四腰椎棘突下，旁开1.5寸。

腹胀刮痧疗法扫扫看

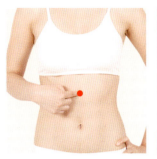 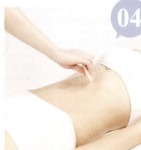

04 中脘（面刮法）

用面刮法刮拭中脘穴30次，力度稍重，以出痧为度。

『穴位定位』

位于上腹部，前正中线上，当脐中上4寸。

【功效解析】

肝俞可疏肝利胆、理气明目；胃俞可和胃调中、祛湿消积；大肠俞可疏调肠腑、理气化滞；中脘可和胃健脾、降逆利水。四穴搭配刮痧，可加强理气化滞、祛湿消积之功，缓解腹胀，改善腹痛、便秘。

随证加穴刮痧

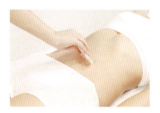 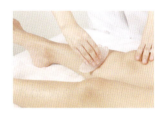 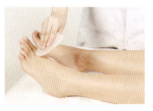

①腑气不通+天枢

典型特征： 腹部胀满、疼痛，不能按压，按压则胀痛加重，伴便秘、口臭。

刮痧： 用面刮法从上往下刮拭天枢穴3～5分钟，以出痧为度。

②脾虚湿困+阴陵泉

典型特征： 脘腹痞闷胀痛，泛恶欲吐，纳呆便溏，头身困重，肢体水肿。

刮痧： 用面刮法从上往下刮拭阴陵泉穴30次，以出痧为度。

③肝气郁滞+太冲

典型特征： 脘腹胀满疼痛，痛及两胁，多因情志不畅诱发或加重，或伴见呕吐吞酸，嗳气频作。

刮痧： 用角刮法刮拭太冲穴30次，以出痧为度。

✚ 老中医经验方

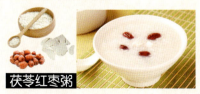

茯苓红枣粥

- 取水发大米180克，红枣30克，茯苓15克，煲粥，趁热食用。
- 本品可治疗脾虚湿困腹胀。

玫瑰香附茶

- 取玫瑰花1克，香附3克，开水泡茶，趁热饮用。
- 本品可治疗肝气郁滞腹胀。

日常病症 12 腹泻

症状：大便频数、腹痛、饮食欠佳、面色苍白无华、乏力等。

【病症简介】

腹泻是大肠疾病最常见的一种症状，正常人群每天只需排便1次，且大便成形，颜色呈黄褐色，而腹泻患者排便次数明显超过日常习惯的排便次数，且粪质稀薄、水分增多，每日排便总量超过200克。

刮痧手法

01 中脘（面刮法）

用面刮法从上往下刮拭中脘穴30次，以出痧为度。

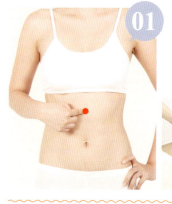

『穴位定位』

位于上腹部，前正中线上，当脐中上4寸。

02 建里（面刮法）

用面刮法从上往下刮拭建里穴30次，以出痧为度。

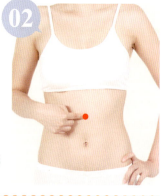

『穴位定位』

位于上腹部，前正中线上，当脐中上3寸。

03 天枢（面刮法）

用面刮法刮拭天枢穴30次，力度适中，以出痧为度。

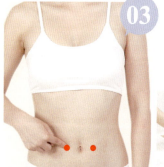

『穴位定位』

位于腹中部，距脐中2寸处。

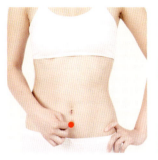
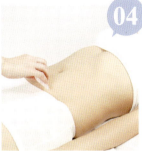

04 气海（面刮法）

用面刮法刮拭气海穴30次，以出痧为度。

『穴位定位』

位于下腹部，前正中线上，当脐中下1.5寸。

【功效解析】

中脘可和胃健脾、降逆利水；建里可调健脾胃、通降腑气；天枢可调中和胃、理气健脾；气海补气理气、益肾助阳。四穴搭配刮痧，可加强健脾和胃、理气止泻之功，改善腹泻，缓解腹痛、消化不良。

随证加穴刮痧

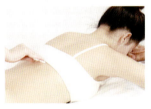
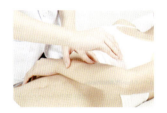
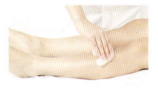

①寒湿困脾 + 脾俞

典型特征： 大便清稀，水谷相杂，肠鸣腹痛，身寒喜温。

刮痧： 用面刮法刮拭脾俞穴30次，力度适中，以出痧为度。

②湿热蕴结 + 曲池

典型特征： 便稀有黏液，肛门灼热，口渴喜冷饮，腹痛，小便赤。

刮痧： 用角刮法刮拭曲池穴30次，力度适中，以出痧为度。

③饮食积滞 + 足三里

典型特征： 腹痛肠鸣，大便恶臭，泻后痛减，伴未消化之物。

刮痧： 用角刮法刮拭足三里穴30次，力度适中，以出痧为度。

✚ 老中医经验方

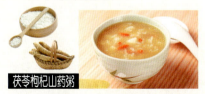

茯苓枸杞山药粥

- 取山药150克，大米150克，茯苓8克，枸杞5克，煲粥，趁热食用。
- 本品可治疗寒湿困脾腹泻。

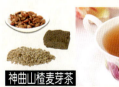
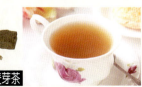

神曲山楂麦芽茶

- 取干山楂20克，神曲5克，麦芽12克，煎水，趁热饮用。
- 本品可治疗饮食积滞腹泻。

日常病症 13

便秘

症状 排便次数减少、粪便量减少、粪便干结、排便费力、腹胀、腹痛、饮食欠佳等。

便秘刮痧疗法扫扫看

【病症简介】

便秘是临床常见的复杂症状，而不是一种疾病。引起功能性便秘的原因有：饮食不当，如饮水过少或进食含膳食纤维的食物过少；生活压力过大，精神紧张；滥用泻药，对药物产生依赖；结肠运动功能紊乱等。

刮痧手法

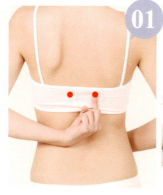

01 肝俞（面刮法）

用面刮法从上往下刮拭肝俞穴30次，力度轻柔，可不出痧，不可逆刮。

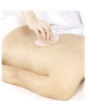

『穴位定位』

位于背部，当第九胸椎棘突下，旁开1.5寸。

脾俞（面刮法）

用面刮法从上往下刮拭脾俞穴30次，力度轻柔，可不出痧，不可逆刮。

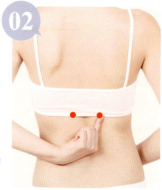

02

『穴位定位』

位于背部，当第十一胸椎棘突下，旁开1.5寸。

03 大肠俞（面刮法）

用面刮法从上往下刮拭大肠俞穴30次，力度轻柔，可不出痧，不可逆刮。

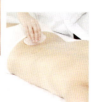

『穴位定位』

位于腰部，当第四腰椎棘突下，旁开1.5寸。

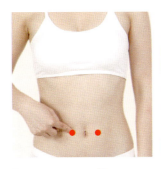
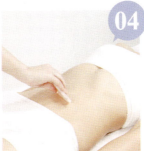

04 天枢（面刮法）

用面刮法刮拭天枢穴30次，力度轻柔，可不出痧。

『穴位定位』

位于腹中部，距脐中2寸。

【功效解析】

肝俞可疏肝利胆、理气通便；脾俞可健脾和胃、利湿升清；大肠俞可疏调肠腑、理气化滞；天枢可调中和胃、理气健脾。四穴搭配刮痧，可加强健脾和胃、通肠化滞之功，缓解便秘，改善腹胀、腹痛。

随证加穴刮痧

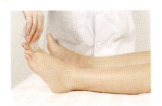
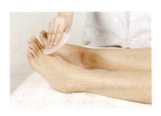
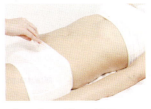

① 胃肠燥热 + 内庭

典型特征： 大便干结，小便短赤，面红身热或微热，心烦口渴。

刮痧： 用角刮法从上往下刮拭内庭穴30次，可不出痧。

② 气机郁滞 + 太冲

典型特征： 大便秘结，有便意却排出困难，腹部和两胁胀满，食欲下降。

刮痧： 用角刮法刮拭太冲穴30次，力度适中，以皮肤发热为度。

③ 阴寒凝结 + 关元

典型特征： 大便艰涩，难以排出，小便清长，四肢觉冷，喜热恶寒或腹中冷痛，腰脊酸冷。

刮痧： 用面刮法刮拭关元穴30次，可不出痧。

✚ 老中医经验方

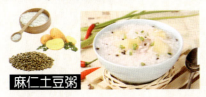

麻仁土豆粥

- 取土豆150克，大米80克，麻仁6克，葱花少许，煲粥，趁热食用。
- 本品可治疗胃肠燥热便秘。

佛手胡萝卜马蹄汤

- 取胡萝卜50克，马蹄肉100克，佛手10克，煲汤，趁热饮用。
- 本品可治疗气机郁滞便秘。

日常病症 14

痔疮

症状 肛周局部肿痛,便秘或便后带血,重者有不同程度贫血。

痔疮刮痧疗法扫码看

【病症简介】

痔疮又称痔核,是肛门科最常见的一种疾病。临床上分为三种类型:在肛门齿线以上的为内痔,在肛门齿线以下的为外痔,二者混合存在的称混合痔。中医认为本病多由大肠素积湿热,或过食炙烤辛辣之物所致。

刮痧手法

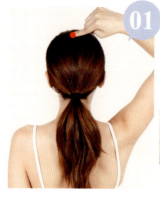

01 百会(面刮法)

用面刮法刮拭百会穴,由浅入深缓慢地着力,当有酸胀感时停 5~10 秒,然后轻缓提起,一起一伏,反复 10 余次。

『穴位定位』

位于头部,当前发际正中直上 5 寸,或两耳尖连线的中点处。

肾俞(面刮法)

用面刮法从上往下刮拭肾俞穴 30 次,至皮肤发红,皮下紫色痧斑、痧痕形成为止。

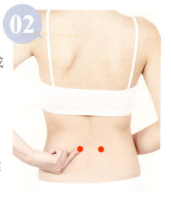

『穴位定位』

位于腰部,当第二腰椎棘突下,旁开 1.5 寸。

03 大肠俞(面刮法)

用面刮法从上往下刮拭大肠俞穴 30 次,至皮肤发红,皮下紫色痧斑、痧痕形成为止。

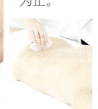

『穴位定位』

位于腰部,当第四腰椎棘突下,旁开 1.5 寸。

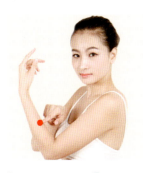 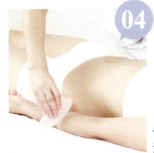

04 孔最（面刮法）

用面刮法从上往下刮拭孔最穴1～3分钟，以潮红、出痧为度。

『穴位定位』

位于前臂掌面桡侧，当尺泽与太渊连线上，腕横纹上7寸。

【功效解析】

百会可升阳固脱、熄风醒脑；肾俞可益肾助阳、强腰利水；大肠俞可疏调肠腑、理气化滞；孔最可清热止血、润肺理气。四穴搭配刮痧，可加强消肿止痛、通肠化滞之功，缓解痔疮，改善便秘、便血。

随证加穴刮痧

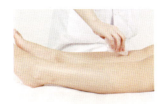 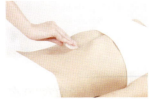 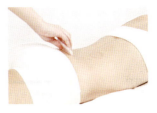

①湿热下注 + 阴陵泉

典型特征： 肛门部出现小肉状突出物，伴有疼痛、肿胀。

刮痧： 用角刮法刮拭阴陵泉穴30次，力度适中，以出痧为度。

②脾虚下陷 + 中脘

典型特征： 肛门部出现小肉状突出物，面色萎黄，神疲乏力，伴有脱肛。

刮痧： 用角刮法刮拭中脘穴30次，力度适中，可不出痧。

③风伤肠络 + 次髎

典型特征： 大便带血，滴血或喷射而出，血色鲜红，或伴口干，大便秘结。

刮痧： 用角刮法刮拭次髎穴30次，力度适中，以出痧为度。

✚ 老中医经验方

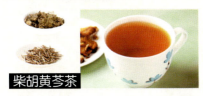 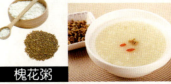

柴胡黄芩茶

- 取柴胡15克，黄芩8克，大黄4克，煎水，趁热饮用。
- 本品可治疗湿热下注痔疮。

槐花粥

- 取水发大米170克，槐花10克，煲粥，趁热食用。
- 本品可治疗风伤肠络痔疮。

痢疾

症状：高热、呕吐、腹痛、腹泻、里急后重、排脓血便，伴全身中毒等。

【病症简介】

痢疾又称为肠辟、滞下，为急性肠道传染病之一。一般起病急，可发生惊厥。中医认为，此病由湿热之邪内伤脾胃，致脾失健运、胃失消导，更挟积滞，酝酿肠道而成。

刮痧手法

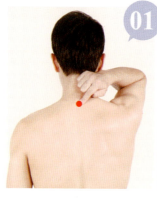

01 大椎（面刮法）

用面刮法从上往下刮拭大椎穴30次，力度稍重，以出痧为度。

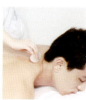

『穴位定位』

位于后正中线上，第七颈椎棘突下凹陷中。

大杼（面刮法） 02

用面刮法从上往下刮拭大杼穴30次，力度稍重，以出痧为度。

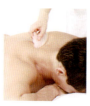

『穴位定位』

位于背部，当第一胸椎棘突下，旁开1.5寸。

03 膏肓俞（面刮法）

用面刮法从上往下刮拭膏肓俞穴30次，力度稍重，以出痧为度。

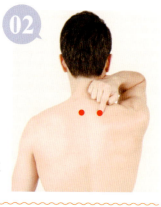

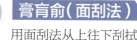

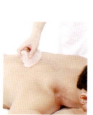

『穴位定位』

位于背部，当第四胸椎棘突下，旁开3寸。

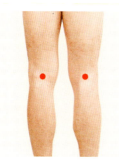 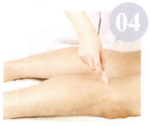

04 委中（角刮法）

用角刮法刮拭委中穴 30 次，力度适中，可不出痧。

『穴位定位』

位于腘横纹中点，当股二头肌腱与半腱肌肌腱的中间。

【功效解析】

大椎可清热解表、截疟止痢；大杼可祛风解表、清热散邪；膏肓俞可补肺健脾、宁心培肾；委中可泄热清暑、凉血解毒。四穴搭配刮痧，可加强清热解毒、通肠导滞之功，缓解痢疾，改善腹泻、里急后重。

随证加穴刮痧

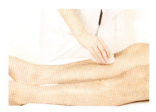 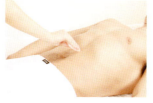 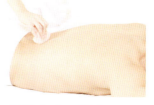

①湿热痢 + 阴陵泉

典型特征： 腹部疼痛，腹泻，里急后重，下痢赤白、黏冻或脓血，肛口灼热，小便短赤。

刮痧： 用角刮法刮拭阴陵泉穴 30 次，以出痧为度。

②寒湿痢 + 中脘

典型特征： 下痢赤白黏冻，白多赤少，伴有腹痛拘急，里急后重，口淡乏味，脘闷不渴，头重身困。

刮痧： 用角刮法刮拭中脘穴 30 次，可不出痧。

③休息痢 + 肾俞

典型特征： 久痢不愈，痢下稀薄，带有白冻，时发时止，腹部隐痛，喜温喜按，口淡不渴，食少神疲。

刮痧： 用面刮法刮拭肾俞穴 30 次，以出痧为度。

✚ 老中医经验方

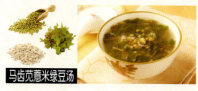 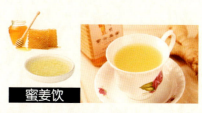

马齿苋薏米绿豆汤

- 取马齿苋 40 克，绿豆 75 克，薏米 50 克，冰糖 35 克，煲汤，趁热饮用。
- 本品可清热利湿，治疗湿热痢。

蜜姜饮

- 取姜汁 30 毫升，蜂蜜少许，温开水泡茶，趁热饮用。
- 本品可散寒止痢，治疗寒湿痢。

日常病症 16

消化不良

症状：上腹痛、早饱、腹胀、嗳气、腹泻、便秘等。

【病症简介】

消化不良是由胃动力障碍所引起的疾病，也包括胃蠕动不好的胃轻瘫和食道反流病。长期的消化不良易导致肠内平衡被打乱，所以消化不良者平常要注意自己的饮食习惯，不宜食用油腻、辛辣、刺激的食物。

刮痧手法

01 肝俞（面刮法）

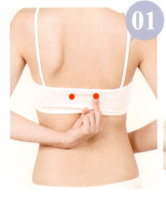

用面刮法从上往下刮拭肝俞穴30次，至皮肤发红，皮下紫色痧斑、痧痕形成为止。

『穴位定位』

位于背部，当第九胸椎棘突下，旁开1.5寸。

02 脾俞（面刮法）

用面刮法从上往下刮拭脾俞穴30次，至皮肤发红，皮下紫色痧斑、痧痕形成为止。

 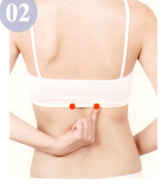

『穴位定位』

位于背部，当第十一胸椎棘突下，旁开1.5寸。

03 胃俞（面刮法）

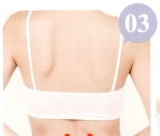

用面刮法从上往下刮拭胃俞穴30次，至皮肤发红，皮下紫色痧斑、痧痕形成为止。

『穴位定位』

位于背部，当第十二胸椎棘突下，旁开1.5寸。

【病症简介】

急性肠炎是较为常见的消化系统疾病。致病原因是肠道细菌、病毒感染或饮食不当（如进食了变质食物，食物中带有化学物质、寄生虫，食物过敏）等，严重者可导致身体脱水，甚至发生休克。

日常病症 17 急性肠炎

症状：发热、腹痛、腹泻、腹胀，伴有不同程度的恶心、呕吐等。

刮痧手法

天枢（面刮法）

用面刮法从上往下刮拭天枢穴3～5分钟，以出痧为度。

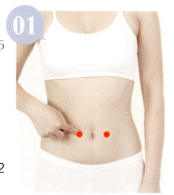

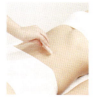

『穴位定位』
位于腹中部，距脐中2寸处。

关元（面刮法）

用面刮法从上往下刮拭关元穴3～5分钟，以出痧为度。

『穴位定位』
位于下腹部，前正中线上，当脐中下3寸。

内关（角刮法）

用角刮法从上往下刮拭内关穴3～5分钟，力度微重，以出痧为度。

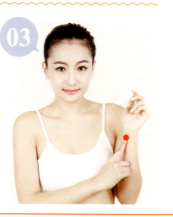

『穴位定位』
位于前臂掌侧，当曲泽与大陵的连线上，腕横纹上2寸，掌长肌腱与桡侧腕屈肌腱之间。

急性肠炎
刮痧疗法扫扫看

日常病症 18

慢性胃炎

症状 无症状或有程度不同的上腹隐痛、食欲减退、餐后饱胀、反酸等。

慢性胃炎刮痧疗法扫看

【病症简介】

慢性胃炎是指不同病因引起的各种慢性胃黏膜炎性病变,是一种常见病,其发病率在胃病中居首位。在临床上,大多数病人常无症状或有不同程度的消化不良症状。

刮痧手法

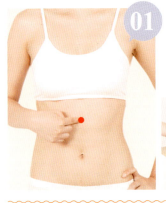

01 中脘(角刮法)

用角刮法刮拭中脘穴3～5分钟,速度适中,以出痧为度。

『穴位定位』

位于上腹部,前正中线上,当脐中上4寸。

足三里(角刮法)

用角刮法刮拭足三里穴3～5分钟,力度稍重,以出痧为度。

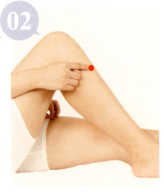

02

『穴位定位』

位于小腿前外侧,当犊鼻下3寸,距胫骨前缘一横指(中指)。

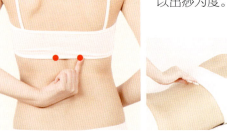

03 脾俞(面刮法)

用面刮法刮拭脾俞穴30次,手法宜轻,以出痧为度。

『穴位定位』

位于背部,当第十一胸椎棘突下,旁开1.5寸。

【病症简介】

胆石症是指发生在胆囊内的结石所引起的疾病，随年龄增长，发病率也逐渐升高。随着生活水平的提高，饮食习惯的改变，我国的胆石症已由以胆管的胆色素结石为主逐渐转变为以胆囊胆固醇结石为主。

胆石症

症状：腹痛、黄疸、发热、消化不良、厌食油腻食物等。

刮痧手法

中脘（角刮法） 01

用角刮法刮拭中脘穴20次，力度轻柔，可不出痧。

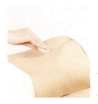
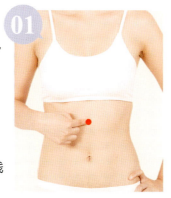

『穴位定位』

位于上腹部，前正中线上，当脐中上4寸。

期门（面刮法） 02

用面刮法从上往下刮拭期门穴30次，力度适中，可不出痧。

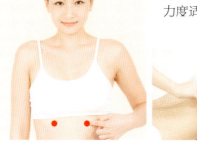
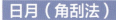

『穴位定位』

位于胸部，当乳头直下，第六肋间隙，前正中线旁开4寸。

日月（角刮法） 03

用角刮法从上往下刮拭日月穴30次，力度适中，可不出痧。

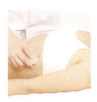
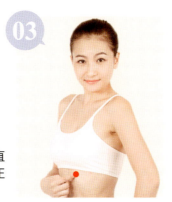

『穴位定位』

位于上腹部，当乳头直下，第七肋间隙，前正中线旁开4寸。

胆石症刮痧疗法扫看

日常病症 20

慢性胆囊炎

症状

腹胀，右上腹及上腹不适或疼痛，常放射至右肩背，伴嗳气泛酸。

【病症简介】

慢性胆囊炎是指胆汁刺激、胰液向胆道反流，以及胆红素和类脂质代谢失调等所引起的疾病。本病多见于35～55岁的中年人，女性发病较男性为多，尤多见于肥胖且多次妊娠的妇女。

刮痧手法

01 日月（角刮法）

用角刮法刮拭日月穴30次，力度适中，以潮红、出痧为度。

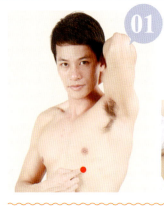
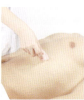

『穴位定位』

位于上腹部，当乳头直下，第七肋间隙，前正中线旁开4寸。

02 章门（面刮法）

用面刮法从上往下刮拭章门穴1～3分钟，力度适中，以皮肤潮红为度。

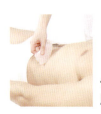
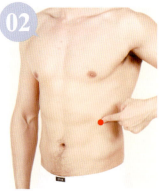

『穴位定位』

位于侧腹部，当第十一肋游离端的下方。

03 期门（面刮法）

用面刮法刮拭期门穴1～3分钟，力度适中，以皮肤潮红为度。

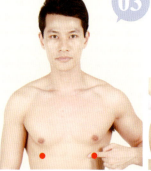

『穴位定位』

位于胸部，当乳头直下，第六肋间隙，前正中线旁开4寸。

癫痫

日常病症 21

症状：突然昏仆、口吐涎沫、两目上视、四肢抽搐，或口中如有猪羊叫声等。

【病症简介】

癫痫俗称"羊癫风"，是大脑神经元突发性异常放电导致出现短暂的大脑功能障碍的一种慢性疾病。中医认为本病多由大惊大恐造成气机逆乱，或由劳累过度造成脏腑失调、气机不畅所致。

刮痧手法

鸠尾（角刮法）

用角刮法刮拭鸠尾穴30次，力度适中，以潮红、出痧为度。

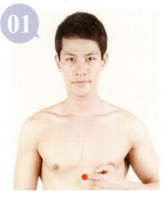

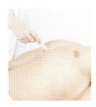

『穴位定位』

位于上腹部，前正中线上，当胸剑结合部下1寸处。

阳陵泉（面刮法）

用面刮法从上往下刮拭阳陵泉穴30次，力度稍重，以出痧为度。

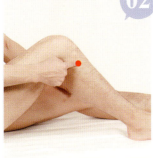

『穴位定位』

位于小腿外侧，当腓骨头前下方凹陷处。

丰隆（面刮法）

用面刮法从上往下刮拭丰隆穴30次，力度稍重，以出痧为度。

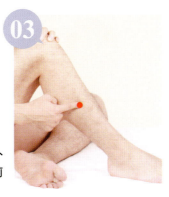

『穴位定位』

位于小腿前外侧，当外踝尖上8寸，距胫骨前缘二横指（中指）。

癫痫刮痧疗法扫扫看

日常病症 22

麦粒肿

症状 眼睑局部有红肿、硬结、胀痛、压痛，或眼睑可见黄色的脓疱。

麦粒肿刮痧疗法扫码看

【病症简介】

麦粒肿俗称针眼，是由于葡萄球菌侵入睫毛根部皮脂或睑板腺而致的急性化脓性炎症。根据被感染的腺组织的不同部位，还分为内睑腺炎和外睑腺炎。

刮痧手法

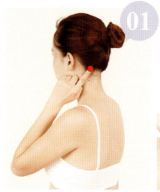

01 风池（角刮法）

用角刮法刮拭风池穴30次，力度稍重，至皮肤发红，皮下出现紫色痧斑、痧痕形成为止。

『穴位定位』

位于项部，当枕骨之下，与风府相平，胸锁乳突肌与斜方肌上端之间的凹陷处。

曲池（角刮法）

用角刮法刮拭曲池穴30次，力度适中，以皮肤潮红为宜。

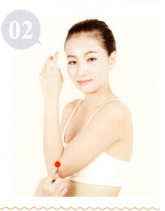

02

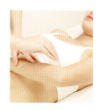

『穴位定位』

位于肘横纹外侧端，屈肘，当尺泽与肱骨外上髁连线中点。

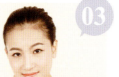

03 天井（角刮法）

用角刮法刮拭天井穴30次，力度适中，至潮红、发热为度。

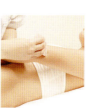

『穴位定位』

位于臂外侧，屈肘时，当肘尖直上1寸凹陷处。

【病症简介】

酒渣鼻是主要发生于面部中央的红斑和毛细血管扩张的慢性炎症性皮肤病。常见于 30 ~ 50 岁的中年人，女性多见。发病原因主要是毛囊局部反复感染、嗜酒、吸烟、消化道功能紊乱、内分泌功能失调等。

日常病症 23 酒渣鼻

症状：颜面中部（鼻尖、鼻翼为主）红肿、脓疱，面部油腻等。

刮痧手法

大椎（角刮法）

用角刮法刮拭大椎穴 3 ~ 5 分钟，力度适中，以出痧为度。

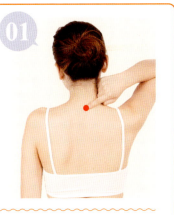

『穴位定位』
位于后正中线上，第七颈椎棘突下凹陷中。

大杼（面刮法）

用面刮法刮拭大杼穴 30 次，力度适中，以出痧为度。

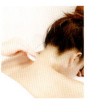

『穴位定位』
位于背部，当第一胸椎棘突下，旁开 1.5 寸。

膈俞（角刮法）

用角刮法刮拭膈俞穴 30 次，力度适中，以出痧为度。

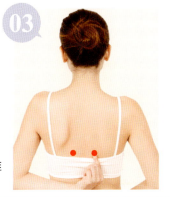

『穴位定位』
位于背部，当第七胸椎棘突下，旁开 1.5 寸。

酒渣鼻刮痧疗法扫扫看

日常病症 24

痤疮

症状 颜面、胸背部可见黑头粉刺、丘疹、脓疱、结节、囊肿等，部分可有瘙痒。

【病症简介】

痤疮是美容皮肤科最常见的病症，又叫青春痘、粉刺、毛囊炎，多发于面部。痤疮的病因较复杂，与多种因素有关，如饮食结构不合理、精神紧张、内脏功能紊乱、生活或工作环境不佳等。

刮痧手法

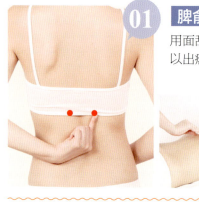

01 脾俞（面刮法）

用面刮法刮拭脾俞穴30次，力度适中，以出痧为度。

『穴位定位』

位于背部，当第十一胸椎棘突下，旁开1.5寸。

合谷（角刮法）

用角刮法刮拭合谷穴30次，力度适中，以皮肤潮红为度。

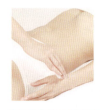
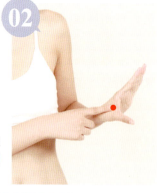

02

『穴位定位』

位于手背，第一、二掌骨间，当第二掌骨桡侧的中点处。

03 足三里（角刮法）

用角刮法从上往下刮拭足三里穴30次，力度适中，可不出痧。

『穴位定位』

位于小腿前外侧，当犊鼻下3寸，距胫骨前缘一横指（中指）。

痤疮
刮痧疗法扫扫看

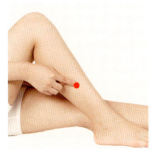 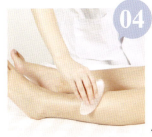

04 丰隆（面刮法）

用面刮法从上往下刮拭丰隆穴30次，力度适中，可不出痧。

『穴位定位』

位于小腿前外侧，当外踝尖上8寸，距胫骨前缘二横指（中指）。

【功效解析】

脾俞可健脾和胃、利湿升清；合谷可通经活经、清热解表；足三里可健脾和胃、调理气血；丰隆可健脾化痰、利湿开窍。四穴搭配刮痧，可加强清利湿热、健脾和胃之功，缓解痤疮，改善皮肤油腻、瘙痒。

随证加穴刮痧

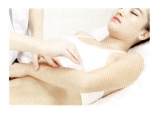 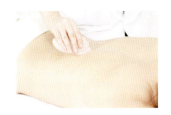 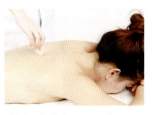

①**肺经蕴热 + 曲池**

典型特征：痤疮初起，红肿疼痛，面部瘙痒，可有口干，小便黄，大便干燥。

刮痧：用角刮法刮拭曲池穴50次，力度适中，以出痧为度。

②**脾胃湿热 + 胃俞**

典型特征：痤疮此起彼伏，连绵不断，可以挤出黄白色碎米粒样脂栓，或有脓液，颜面出油光亮。

刮痧：用面刮法刮拭胃俞穴30次，以出痧为度。

③**血瘀痰凝 + 膈俞**

典型特征：痤疮日久，质地坚硬难消，触压有疼痛感，或者颜面凹凸如橘子皮，女性可有月经量少。

刮痧：用角刮法刮拭膈俞穴3分钟，以出痧为度。

✚ 老中医经验方

天花粉二冬茶

 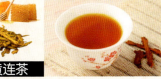

黄连茶

- 取天花粉15克，天冬、麦冬各10克，煎水，趁热饮用。
- 本品可治疗肺经蕴热痤疮。

- 取黄连10克，蜂蜜适量，煎水，趁热饮用。
- 本品可治疗脾胃湿热痤疮。

日常病症 25

鼻炎

症状 鼻塞、鼻痒、喷嚏、鼻流腥臭浊涕、嗅觉减退等。

【病症简介】

鼻炎一般可分为急性鼻炎及过敏性鼻炎等。急性鼻炎俗称"伤风""感冒",多为急性呼吸道感染的一个并发症。过敏性鼻炎又名变态反应性鼻炎,是以鼻黏膜潮湿水肿、黏液腺增生为主的一种异常反应。

刮痧手法

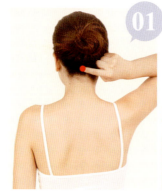

01 风府(角刮法)

用角刮法刮拭风府穴20～30次,手法轻柔,至不再出现新痧为止。

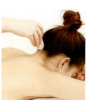

『穴位定位』

位于项部,当后发际正中直上1寸,枕外隆凸直下,两侧斜方肌之间凹陷中。

风池(角刮法)

用角刮法刮拭风池穴20～30次,手法轻柔,至不再出现新痧为止。

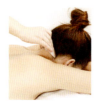

『穴位定位』

位于项部,当枕骨之下,与风府相平,胸锁乳突肌与斜方肌上端之间的凹陷处。

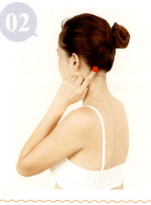

03 夹脊(面刮法)

用面刮法从上往下刮拭夹脊穴10～15次,以出痧为度。

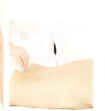

『穴位定位』

位于背腰部,当第一胸椎至第五腰椎棘突下两侧,后正中线旁开0.5寸,一侧17穴。

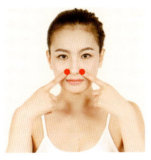
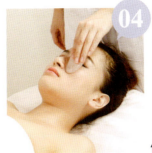

04 迎香（角刮法）

用角刮法刮拭迎香穴30次，力度轻柔，可不出痧。

『穴位定位』

位于鼻翼外缘中点旁，当鼻唇沟中。

【功效解析】

风府可散风熄风、通关开窍；风池可醒脑开窍、疏风清热；夹脊可调节脏腑机能；迎香可通鼻窍、散风热。四穴搭配刮痧，可加强疏风散热、通鼻开窍之功，缓解鼻炎，改善鼻塞、不闻香臭。

随证加穴刮痧

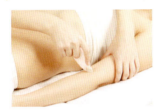
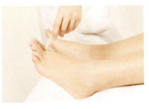
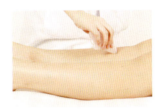

①肺经风热 + 尺泽

典型特征：鼻部不适，黄白黏涕量多，鼻塞时作。

刮痧：用角刮法从上往下刮拭尺泽穴2～3分钟，力度适中，以出痧为度。

②肝胆郁热 + 行间

典型特征：鼻涕黄浊黏稠，鼻塞较重，伴眉心部疼痛。

刮痧：用角刮法刮拭行间穴2～3分钟，力度适中，以出痧为度。

③脾经湿热 + 阴陵泉

典型特征：鼻涕黄浊带有臭味，嗅觉减退，伴头昏脑涨。

刮痧：用角刮法刮拭阴陵泉穴3分钟，以出痧为度。

✚ 老中医经验方

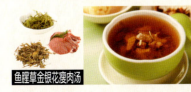

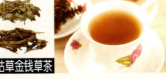

鱼腥草金银花瘦肉汤

- 取猪瘦肉240克，金银花、白茅根、鱼腥草各少许，煲汤，趁热饮用。
- 本品可治疗肺经风热鼻炎。

夏枯草金钱草茶

- 取夏枯草5克，金钱草5克，煎水，趁热饮用。
- 本品可治疗肝胆郁热鼻炎。

日常病症 26 牙痛

症状：牙齿疼痛、牙龈肿胀、牙齿松动、牙龈出血等，遇冷、热、酸、甜等刺激疼痛加重。

【病症简介】

牙痛又称齿痛，是一种常见的口腔科疾病，主要由牙齿本身、牙周组织及颌骨的疾病等所引起。中医认为牙痛是由于外感风邪、胃火炽盛、肾虚火旺、虫蚀牙齿等原因所致。

刮痧手法

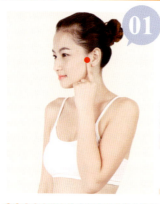

01 下关（角刮法）

用角刮法从上往下刮拭下关穴3分钟，力度轻柔，以局部皮肤潮红为度。

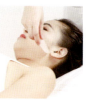

『穴位定位』

位于面部耳前方，当颧弓与下颌切迹所形成的凹陷中。

颊车（角刮法）

用角刮法刮拭颊车穴3分钟，力度轻柔，以局部皮肤潮红为度。

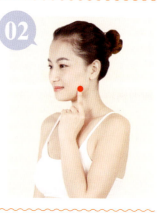

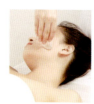

『穴位定位』

位于面颊部，下颌角前上方约一横指（中指），当咀嚼时咬肌隆起，按之凹陷处。

03 合谷（角刮法）

用角刮法刮拭合谷穴3分钟，力度适中，以出痧为度。

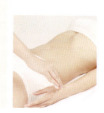

『穴位定位』

位于手背，第一、二掌骨间，当第二掌骨桡侧的中点处。

牙痛 刮痧疗法扫扫看

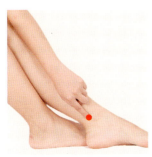 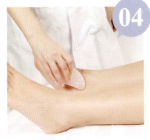

04 太溪（角刮法）

用角刮法刮拭太溪穴30次，力度稍重，至皮肤发红，皮下紫色痧斑、痧痕形成为止。

『穴位定位』

位于足内侧，内踝后方，当内踝尖与跟腱之间的凹陷处。

【功效解析】

下关可疏散风邪、消肿止痛；颊车可祛风清热、开关通络；合谷可镇静止痛、通经活经；太溪可滋阴益肾、清热安神。四穴搭配刮痧，可加强消肿止痛、清热利窍之功，缓解牙痛，改善颊肿、流涎。

随证加穴刮痧

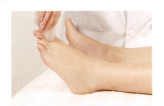 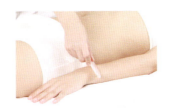 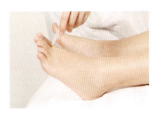

①胃火牙痛+内庭

典型特征： 牙痛剧烈，齿龈红肿，或出脓血，甚则痛连腮颊，咀嚼困难，口臭，便秘。

刮痧： 用角刮法刮拭内庭穴30次，以出痧为度。

②风热牙痛+外关

典型特征： 牙痛阵发性加重，龈肿，遇风发作，患处得冷则减，受热则痛重，形寒身热，口渴。

刮痧： 用角刮法刮拭外关穴30次，以出痧为度。

③肾虚牙痛+行间

典型特征： 牙痛隐隐，时作时止，牙龈微红肿，久则龈肉萎缩，牙齿松动，咬物无力，午后加重。

刮痧： 用角刮法刮拭行间穴30次，以出痧为度。

✚ 老中医经验方

 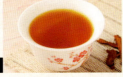 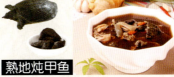

黄连茶

- 取黄连10克，蜂蜜少许，煎水，趁热饮用。
- 本品可清胃泻火，治疗胃火牙痛。

熟地炖甲鱼

- 取甲鱼300克，熟地8克，枸杞5克，姜片少许，煲汤，趁热饮用。
- 本品可益精填髓，治疗肾虚牙痛。

日常病症 27 急性扁桃体炎

症状：口腔及咽喉红肿、疼痛、化脓，高热畏寒，伴有头痛、咽痛等。

【病症简介】

扁桃体是人体呼吸道的第一道免疫器官，当吸入的病原微生物数量较多或吸入毒力较强的病原菌时，就会引起相应的症状。若治疗不及时会转为慢性扁桃体炎，严重者可引起肾炎等并发症。

刮痧手法

01 天突（角刮法）

用角刮法刮拭天突穴1～2分钟，力度适中，以潮红、出痧为度。

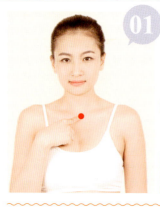

『穴位定位』

位于颈部，当前正中线上，胸骨上窝中央。

02 曲池（面刮法）

用面刮法刮拭曲池穴10～15次，力度适中，以出痧为度。

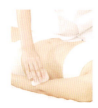
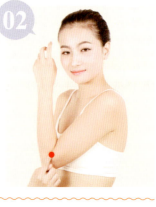

『穴位定位』

位于肘横纹外侧端，屈肘，当尺泽与肱骨外上髁连线中点。

03 孔最（面刮法）

用面刮法刮拭孔最穴10～15次，力度适中，以出痧为度。

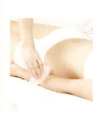

『穴位定位』

位于前臂掌面桡侧，当尺泽与太渊连线上，腕横纹上7寸。

急性扁桃体炎刮痧疗法扫一扫看

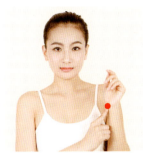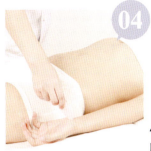

04 大陵（角刮法）

用角刮法刮拭大陵穴30次，力度适中，以潮红、发热为度。

『穴位定位』

位于腕掌横纹的中点处，当掌长肌腱与桡侧腕屈肌腱之间。

【功效解析】

天突可理气化痰、清咽开音；曲池可清邪热、调气血；孔最可清热解表、润肺利咽；大陵可宁心安神、和营通络。四穴搭配刮痧，可加强清热消肿、利咽舒喉之功，缓解急性扁桃体炎，改善咽喉肿痛、咳嗽。

随证加穴刮痧

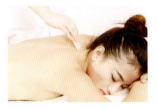 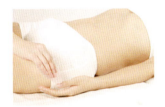 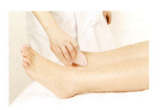

①风热表证 + 大椎

典型特征： 咽喉干燥、灼热、疼痛，扁桃体红肿，伴发热、头痛、咳嗽。

刮痧： 用角刮法刮拭大椎穴2~3分钟，力度适中，以出痧为度。

②肺胃热盛 + 少商

典型特征： 扁桃体红肿，咽痛剧烈，连及耳根，吞咽困难，腹胀，口臭。

刮痧： 用角刮法刮拭少商穴2~3分钟，力度适中，以出痧为度。

③阴虚火旺 + 太溪

典型特征： 咽喉干燥灼热，咽部有异物感，潮热盗汗，失眠多梦，腰膝酸软。

刮痧： 用角刮法刮拭太溪穴2~3分钟，以局部有酸胀感为度。

✚ 老中医经验方

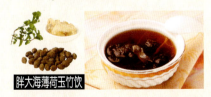 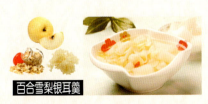

胖大海薄荷玉竹饮

- 取胖大海15克，玉竹12克，薄荷8克，冰糖30克，煎水，趁热饮用。
- 本品可治疗风热急性扁桃体炎。

百合雪梨银耳羹

- 取银耳100克，百合25克，雪梨1个，枸杞5克，煲汤，趁热饮用。
- 本品可治疗阴虚火旺急性扁桃体炎。

日常病症 28

皮肤瘙痒症

症状

仅有皮肤瘙痒而无原发皮损，可因搔抓而出现继发性皮损。

皮肤瘙痒症刮痧疗法扫扫看

【病症简介】

皮肤瘙痒症是一种皮肤病，临床上可分为全身性瘙痒和局限性瘙痒症。全身性瘙痒症多与一些慢性内脏疾病有关，局部不良刺激常是诱发和加重本病的外因，也与局限瘙痒症关系密切。

刮痧手法

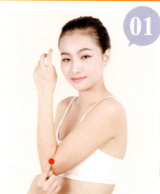

01 曲池（面刮法）

用面刮法自上往下刮拭曲池穴1～3分钟，力度适中，以潮红、出痧为度。

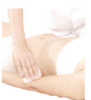

『穴位定位』

位于肘横纹外侧端，屈肘，当尺泽与肱骨外上髁连线中点。

手三里（面刮法） 02

用面刮法自上往下刮拭手三里穴1～3分钟，力度适中，以潮红、出痧为度。

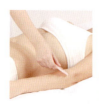

『穴位定位』

位于前臂背面桡侧，当阳溪与曲池连线上，肘横纹下2寸。

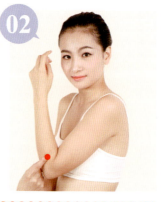

03 漏谷（面刮法）

用面刮法刮拭漏谷穴30次，力度适中，以出痧为度。

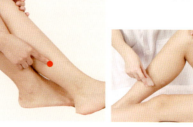

『穴位定位』

位于小腿内侧，当内踝尖与阴陵泉的连线上，距内踝尖6寸，胫骨内侧缘后方。

【病症简介】

荨麻疹俗称风疹块，中医称"瘾疹"，是一种常见的变态反应性疾病。本病多属突然发病，常因饮食、药物、肠道寄生虫、化学因素、精神因素及全身性疾患等引起发病。轻者疹块散发出现，重者疹块大片融合。

日常病症 29

荨麻疹

症状：以皮肤瘙痒为主，伴恶心、呕吐、发热、腹痛、腹泻，或其他全身症状。

刮痧手法

风门（面刮法） 01

用面刮法刮拭风门穴 10～15 次，力度适中，以潮红、出痧为度。

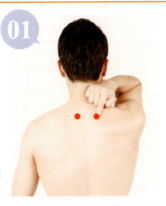

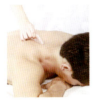

『穴位定位』
位于背部，当第二胸椎棘突下，旁开 1.5 寸。

02 厥阴俞（面刮法）

用面刮法刮拭厥阴俞穴 10～15 次，力度适中，以潮红、出痧为度。

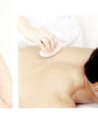

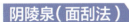

『穴位定位』
位于背部，当第四胸椎棘突下，旁开 1.5 寸。

阴陵泉（面刮法） 03

用面刮法刮拭阴陵泉穴 30 次，力度适中，以潮红、出痧为度。

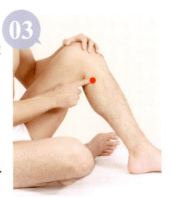

『穴位定位』
位于小腿内侧，当胫骨内侧髁后下方凹陷处。

荨麻疹
刮痧疗法扫扫看

日常病症 30

湿疹

症状

自觉皮肤剧烈瘙痒，呈对称分布，可见水疱，皮损形状多样，有渗出倾向。

【病症简介】

湿疹是由内外因素引起的瘙痒剧烈的一种皮肤病，内因如慢性消化系统疾病、精神紧张、失眠、过度疲劳、内分泌失调、新陈代谢障碍等；外因如生活环境、气候变化、食物等均可引发湿疹。

刮痧手法

01 神门（角刮法）

用角刮法刮拭神门穴1～3分钟，力度适中，以潮红、出痧为度。

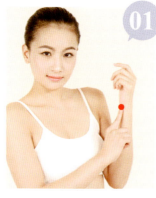

『穴位定位』

位于腕部，腕掌侧横纹尺侧端，尺侧腕屈肌腱的桡侧凹陷处。

足三里（面刮法） 02

用面刮法自上往下刮拭足三里穴30次，力度适中，以潮红、出痧为度。

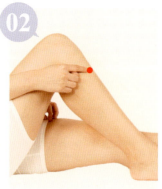

『穴位定位』

位于小腿前外侧，当犊鼻下3寸，距胫骨前缘一横指（中指）。

03 三阴交（面刮法）

用面刮法从上往下刮拭三阴交穴1～3分钟，力度适中，以出痧为度。

『穴位定位』

位于小腿内侧，当足内踝尖上3寸，胫骨内侧缘后方。

湿疹刮痧疗法扫扫看

带状疱疹

日常病症 31

【病症简介】

带状疱疹指一种同时损及神经和皮肤的病毒性疾病，由水痘-带状疱疹病毒所引起，以沿单侧周围神经分布的簇集性小水疱为特征，常伴有明显的神经痛。

症状：发病前阶段，常有低热、乏力症状，将发疹部位有疼痛、烧灼感。

刮痧手法

01 血海（面刮法）

用面刮法从上往下刮拭血海穴30次，以出痧为度。

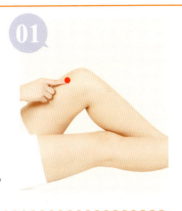

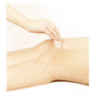

『穴位定位』
屈膝，位于大腿内侧，髌底内侧端上2寸。

02 阴陵泉（面刮法）

用面刮法从上往下刮拭阴陵泉穴30次，以出痧为度。

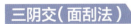

『穴位定位』
位于小腿内侧，当胫骨内侧髁后下方凹陷处。

03 三阴交（面刮法）

用面刮法从上往下刮拭三阴交穴30次，以出痧为度。

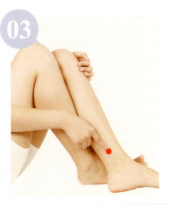

『穴位定位』
位于小腿内侧，当足内踝尖上3寸，胫骨内侧缘后方。

带状疱疹刮痧疗法扫码看

日常病症 32 神经性皮炎

症状

病变局部奇痒,搔抓后呈丘疹状,日久皮肤形成苔藓化,皮纹变深。

神经性皮炎刮痧疗法扫扫看

【病症简介】

神经性皮炎是一种慢性皮肤神经官能症,也称为慢性单纯性苔藓。其致病原因目前尚不十分清楚,一般认为与神经功能紊乱或过敏等有关,好发于身体摩擦部位。

刮痧手法

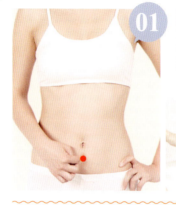

01 气海（角刮法）

用角刮法刮拭气海穴30次,力度逐渐加重,以出痧为度。

『穴位定位』

位于下腹部,前正中线上,当脐中下1.5寸。

合谷（角刮法）

用角刮法从上往下刮拭合谷穴30次,至皮肤发红,皮下紫色痧斑、痧痕形成为止。

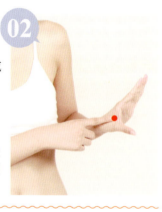

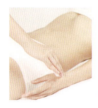

『穴位定位』

位于手背,第一、二掌骨间,当第二掌骨桡侧的中点处。

03 阳陵泉（角刮法）

用角刮法从上往下刮拭阳陵泉穴30次,可不出痧。

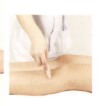

『穴位定位』

位于小腿外侧,当腓骨头前下方凹陷处。

【病症简介】

冻疮常见于冬季，是由于气候寒冷引起的局部皮肤反复红斑、肿胀性损害，严重者可出现水疱、溃疡，病程缓慢，气候转暖后自愈，易复发，以儿童、妇女和末梢血液循环不良者多见。

日常病症 33

冻疮

症状　冻伤局部自觉有痒感、烧灼感、肿胀感，痒感受热后加剧，可见局部糜烂或溃疡。

刮痧手法

01 脾俞（面刮法）

用面刮法刮拭脾俞穴10～15次，以出痧为度。

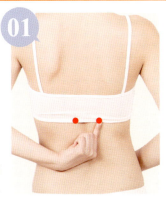

『穴位定位』
位于背部，当第十一胸椎棘突下，旁开1.5寸。

02 肾俞（面刮法）

用面刮法刮拭肾俞穴10～15次，以出痧为度。

『穴位定位』
位于腰部，当第二腰椎棘突下，旁开1.5寸。

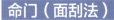

03 命门（面刮法）

用面刮法刮拭命门穴10～15次，以出痧为度。

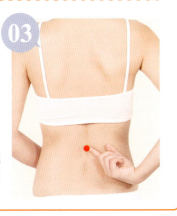

『穴位定位』
位于腰部，当后正中线上，第二腰椎棘突下凹陷中。

冻疮刮痧疗法扫扫看

日常病症 34

脚气

症状 足跖部和脚趾间瘙痒、脱皮、起疱、真菌传播等，甚至引起手癣。

脚气刮痧疗法扫扫看

【病症简介】

脚气俗称"香港脚"，是一种常见的感染性皮肤病，主要由真菌感染引起，常见的主要致病菌是红色毛癣菌。好发于足跖部和趾间，皮肤癣菌感染也可延及到足跟及足背，成人中70%～80%的人有脚气。

刮痧手法

01 伏兔（面刮法）

用面刮法刮拭伏兔穴10～15次，力度稍重，以皮肤潮红为度。

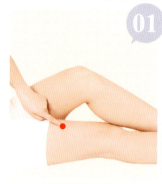

『穴位定位』

位于大腿前面，当髂前上棘与髌底外侧端的连线上，髌底上6寸。

犊鼻（角刮法）

用角刮法刮拭犊鼻穴10～15次，力度稍重，以皮肤潮红为度。

02

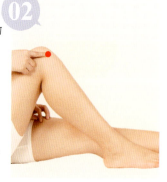

『穴位定位』

屈膝，位于膝部，髌骨与髌韧带外侧凹陷中。

03 足三里（面刮法）

用面刮法刮拭足三里穴10～15次，力度稍重，以出痧为度。

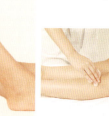

『穴位定位』

位于小腿前外侧，当犊鼻下3寸，距胫骨前缘一横指（中指）。

【病症简介】

落枕多因睡卧时体位不当，造成颈部肌肉损伤，或颈部感受风寒，或外伤，致使经络不通、气血凝滞、筋脉拘急而成。一般 3~5 日即可自行缓解，有些易反复发作。

日常病症 35

落枕

症状：颈部强直酸痛，不能自如转动，并向一侧歪斜，甚则疼痛牵引患侧肩背及上肢。

刮痧手法

大椎（角刮法）

用角刮法从上往下刮拭大椎穴 30 次，力度轻柔，可不出痧。

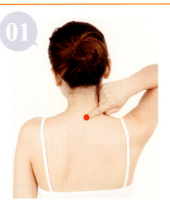

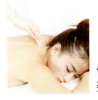

『穴位定位』
位于后正中线上，第七颈椎棘突下凹陷中。

肩外俞（角刮法）

用角刮法刮拭肩外俞穴 30 次，力度轻柔，以潮红、发热为度，可不出痧。

『穴位定位』
位于背部，当第一胸椎棘突下，旁开 3 寸。

列缺（角刮法）

用角刮法从上往下刮拭列缺穴 30 次，力度由轻至重，以潮红、发热为度。

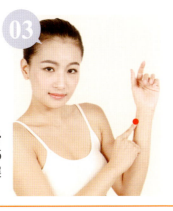

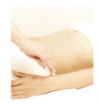

『穴位定位』
位于前臂桡侧缘，桡骨茎突上方，腕横纹上 1.5 寸。当肱桡肌与拇长展肌腱之间。

落枕 刮痧疗法扫扫看

日常病症 36

网球肘

症状　肘关节外侧部疼痛、手臂无力、酸胀不适，如握物、拧毛巾等时疼痛加重。

【病症简介】

网球肘又称肱骨外上髁炎，是指手肘外侧肌腱疼痛发炎，多见于泥瓦工、钳工、木工、网球运动员等从事单纯臂力收缩运动工作的人群。本病发病慢，休息时无明显症状，部分患者在阴雨天疼痛加重。

刮痧手法

01 肘髎（面刮法）

用面刮法刮拭肘髎穴10～15次，力度适中，以出痧为度。

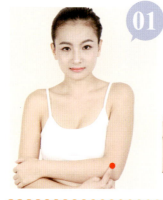

『穴位定位』

位于臂外侧，屈肘，曲池上方1寸，当肱骨边缘处。

02 曲池（面刮法）

用面刮法刮拭曲池穴10～15次，力度适中，以出痧为度。

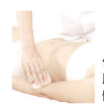

『穴位定位』

位于肘横纹外侧端，屈肘，当尺泽与肱骨外上髁连线中点。

03 小海（面刮法）

用面刮法刮拭小海穴10～15次，力度适中，以出痧为度。

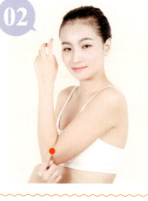
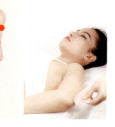

『穴位定位』

位于肘内侧，当尺骨鹰嘴与肱骨内上髁之间凹陷处。

【病症简介】

腰肌劳损是腰痛的常见原因之一，疼痛可随气候变化或劳累程度而变化，如日间劳累加重，休息后可减轻，时轻时重。腰肌劳损在中医认为主要是由肾气虚弱而导致，用刮痧方法可以帮助患者补肾强腰。

日常病症 37

腰肌劳损

症状 腰或腰骶部胀痛、酸痛，易反复发作等。

刮痧手法

命门（角刮法）

用角刮法刮拭命门穴 15 ~ 30 次，以出痧为度。

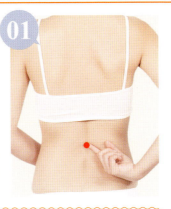

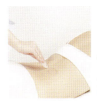

『穴位定位』

位于腰部，当后正中线上，第二腰椎棘突下凹陷中。

腰阳关（角刮法）

用角刮法刮拭腰阳关穴 15 ~ 30 次，以出痧为度。

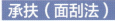

『穴位定位』

位于腰部，当后正中线上，第四腰椎棘突下凹陷中。

承扶（面刮法）

用面刮法刮拭承扶穴 10 ~ 15 次，至皮肤发红，皮下紫色痧斑、痧痕形成为止。

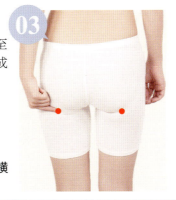

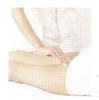

『穴位定位』

位于大腿后面，臀下横纹的中点。

腰肌劳损 刮痧疗法扫扫看

日常病症 38

腰椎间盘突出

症状 腰痛，可伴有臀部、下肢放射状疼痛等。

腰椎间盘突出
刮痧疗法扫扫看

【病症简介】

腰椎间盘突出是指由于腰椎间盘退行性改变后弹性下降而膨出，椎间盘纤维环破裂，髓核突出，压迫神经根、脊髓而引起的以腰腿痛为主的临床特征。严重者会出现大、小便障碍，会阴和肛周异常等症状。

刮痧手法

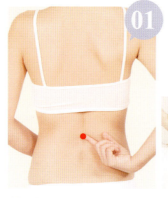

01 命门（角刮法）

用角刮法刮拭命门穴30次，力度轻柔，可不出痧。

『穴位定位』

位于腰部，当后正中线上，第二腰椎棘突下凹陷中。

肾俞（面刮法）

用面刮法刮拭肾俞穴10～15次，力度稍重，以出痧为度。

『穴位定位』

位于腰部，当第二腰椎棘突下，旁开1.5寸。

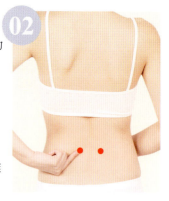

03 大肠俞（面刮法）

用面刮法刮拭大肠俞穴10～15次，力度稍重，以出痧为度。

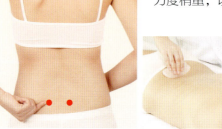

『穴位定位』

位于腰部，当第四腰椎棘突下，旁开1.5寸。

【病症简介】

急性腰扭伤是由于腰部的肌肉、筋膜、韧带等部分软组织突然受到外力的作用过度牵拉所引起的急性损伤,主要原因有肢体姿势不正确、动作不协调、用力过猛、活动时无准备、活动范围过大等。

日常病症 39 急性腰扭伤

症状：伤后立即出现剧烈疼痛,腰部无力,疼痛为持续性。

刮痧手法

肾俞（面刮法） 01

用面刮法刮拭肾俞穴 1 ~ 3 分钟,力度适中,以出痧为度。

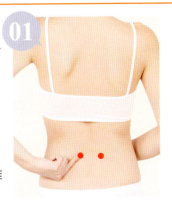

『穴位定位』
位于腰部,当第二腰椎棘突下,旁开 1.5 寸。

大肠俞（面刮法） 02

用面刮法刮拭大肠俞穴 1 ~ 3 分钟,力度适中,以出痧为度。

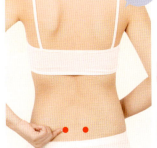

『穴位定位』
位于腰部,当第四腰椎棘突下,旁开 1.5 寸。

腰阳关（角刮法） 03

用角刮法刮拭腰阳关穴 30 次,力度轻柔,以出痧为度。

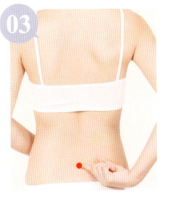

『穴位定位』
位于腰部,当后正中线上,第四腰椎棘突下凹陷中。

急性腰扭伤 刮痧疗法扫扫看

日常病症 40

小腿抽筋

症状

发作时会有酸胀或剧烈的疼痛、下肢发冷等。

【病症简介】

腿抽筋又称肌肉痉挛，是肌肉自发性的强直性收缩现象，以小腿肌肉痉挛最为常见，是由于腓肠肌痉挛所引起。外界环境的寒冷刺激、出汗过多、疲劳过度、睡眠不足、睡眠姿势不好都会引起小腿抽筋。

刮痧手法

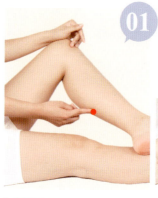

01 承山（面刮法）

用面刮法从上往下刮拭承山穴30次，以出痧为度。

『穴位定位』

位于小腿后面正中，委中与昆仑之间，当伸直小腿时腓肠肌肌腹下出现尖角凹陷处。

足三里（面刮法）

用面刮法从上往下刮拭足三里穴30次，以出痧为度。

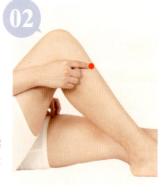

02

『穴位定位』

位于小腿前外侧，当犊鼻下3寸，距胫骨前缘一横指（中指）。

03 委中（面刮法）

用面刮法从上往下刮拭委中穴30次，以出痧为度。

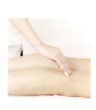

『穴位定位』

位于腘横纹中点，当股二头肌腱与半腱肌肌腱的中间。

小腿抽筋
刮痧疗法扫扫看

【病症简介】

脚踝疼痛是由于不适当的运动超出了脚踝的承受力，造成脚踝软组织损伤，使它出现了一定的疼痛症状。严重者可造成脚踝滑膜炎、创伤性关节炎等疾病，早期疼痛可以用毛巾包裹冰块敷在踝部进行冰敷。

日常病症 41 脚踝疼痛

症状：踝关节疼痛、肿胀，足部疼痛，下肢无力，行走不利等。

刮痧手法

照海（角刮法）

用角刮法刮拭照海穴30次，力度适中，至皮肤发红，皮下出现紫色痧斑、痧痕形成为止。

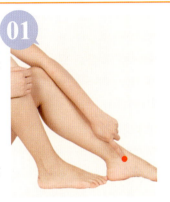

『穴位定位』位于足内侧，内踝尖下方凹陷处。

昆仑（角刮法）

用角刮法刮拭昆仑穴30次，力度适中，至皮肤发红，皮下出现紫色痧斑、痧痕形成为止。

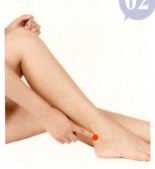

『穴位定位』位于足部外踝后方，当外踝尖与跟腱之间的凹陷处。

太溪（角刮法）

用角刮法刮拭太溪穴30次，力度适中，至皮肤发红，皮下出现紫色痧斑、痧痕形成为止。

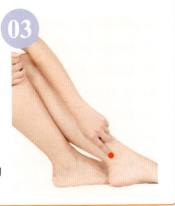

『穴位定位』位于足内侧，内踝后方，当内踝尖与跟腱之间的凹陷处。

脚踝疼痛 刮痧疗法扫扫看

日常病症 42

中暑

症状：头痛、头晕、口渴、多汗、发热、恶心、呕吐、胸闷、四肢无力发酸、脉搏细速等。

中暑刮痧疗法扫看

【病症简介】

中暑指长时间在高温和热辐射的作用下，机体出现以体温调节障碍，水、电解质代谢紊乱及神经系统与循环系统障碍为主要表现的急性疾病。当外界温度过高，长时间处于湿热或空气不流通的高温环境下容易中暑。

刮痧手法

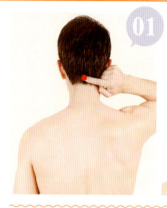

01 风府（角刮法）

用角刮法从上往下刮拭风府穴30次，力度适中，以出痧为度。

『穴位定位』

位于项部，当后发际正中直上1寸，枕外隆凸直下，两侧斜方肌之间凹陷中。

哑门（角刮法） 02

用角刮法从上往下刮拭哑门穴30次，力度适中，以出痧为度。

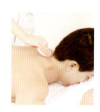

『穴位定位』

位于项部，当后发际正中直上0.5寸，第一颈椎下。

03 内关（角刮法）

用角刮法刮拭内关穴30次，力度微重，速度适中，以出痧为度。

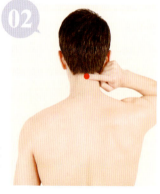

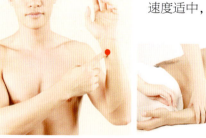

『穴位定位』

位于前臂掌侧，当曲泽与大陵的连线上，腕横纹上2寸，掌长肌腱与桡侧腕屈肌腱之间。

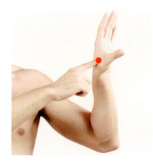
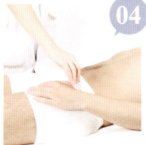

04 合谷（角刮法）

用角刮法刮拭合谷穴30次，力度微重，以潮红、发热为度。

『穴位定位』

位于手背，第一、二掌骨间，当第二掌骨桡侧的中点处。

【功效解析】

风府可熄风醒神、通关开窍；哑门可散风熄风、开窍醒神；内关可宁心安神、理气镇痛；合谷可镇静止痛、清热解表。四穴搭配刮痧，可加强清热散风、醒神开窍之功，缓解中暑，改善头痛、头晕、身热烦渴。

随证加穴刮痧

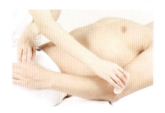
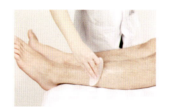
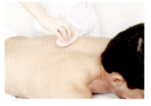

①气营两燔 + 曲池

典型特征：起病较急，壮热多汗，头痛项强，恶心呕吐，烦躁嗜睡，抽搐，口渴便秘。

刮痧：用面刮法刮拭曲池穴30次，以出痧为度。

②痰热内闭心包 + 丰隆

典型特征：神昏谵语，身热烦躁，痰盛气粗，舌绛苔黄垢腻，脉滑数。

刮痧：用面刮法刮拭丰隆穴15～30次，力度适中，可不出痧。

③邪热内陷心包 + 厥阴俞

典型特征：神昏谵语，甚或昏愦不语，灼热肢厥，或嗜睡，喉间有痰声。

刮痧：用面刮法刮拭厥阴俞穴5～10次，力度适中，以皮肤潮红、出痧为度。

✚ 老中医经验方

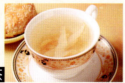

玉竹西洋参茶

- 取玉竹5克，西洋参少许，煎水，趁热饮用。
- 本品可治疗气营两燔中暑。

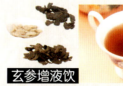

玄参增液饮

- 取玄参2克，麦冬2克，生地3克，蜂蜜少许，煎水，趁热饮用。
- 本品可治疗邪热内陷心包中暑。

日常病症 43 水肿

症状：轻者仅眼睑或足胫水肿，重者全身皆肿，肿处按之凹陷，其凹陷或快或慢皆可恢复。

【病症简介】

水肿是指血管外的组织间隙中有过多的体液积聚，为临床常见症状之一，是全身出现气化功能障碍的一种表现，与肺、脾、肾、三焦各脏腑密切相关。依据症状表现不同而分为阳水、阴水二类。

刮痧手法

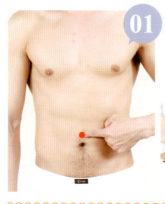

01 水分（角刮法）

用角刮法刮拭水分穴30次，力度适中，稍出痧即可。

『穴位定位』

位于上腹部，前正中线上，当脐中上1寸。

肓俞（角刮法）

用角刮法刮拭肓俞穴30次，力度适中，稍出痧即可。

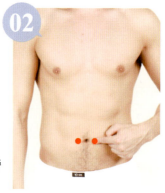

02

『穴位定位』

位于腹中部，当脐中旁开0.5寸。

03 关元（角刮法）

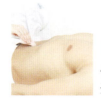

用角刮法刮拭关元穴30次，至皮肤发红，皮下紫色痧斑、痧痕形成为止。

『穴位定位』

位于下腹部，前正中线上，当脐中下3寸。

PART 5 延年益寿,"刮"走中老年多发病

随着年龄的增长,人的身体素质也慢慢降低,常常会觉得自己不中用了,各种病症也会偷偷找上自己。本章列举了10种中老年多发病症及其刮痧疗法,依书为父母刮痧,以爱之名,让父母老当益壮、延年益寿。

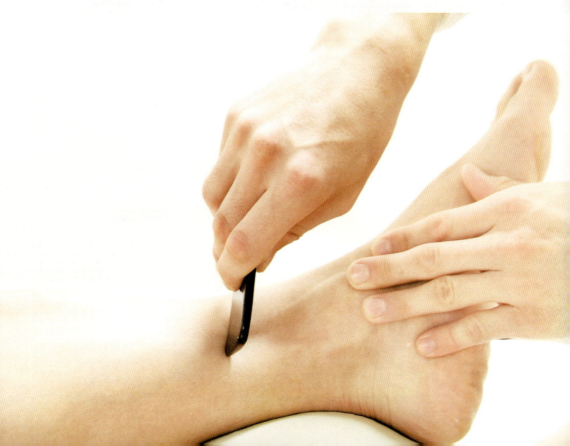

中老年病症 01

高血压

症状：头晕、头痛、心悸、失眠、耳鸣、乏力、颜面潮红或肢体麻木等。

【病症简介】

高血压病是以动脉血压升高为主要临床表现的慢性全身性血管性疾病，血压高于140/90毫米汞柱即可诊断为高血压。中医认为本病多因精神过度紧张、饮酒过度、嗜食肥甘厚味等所致。

刮痧手法

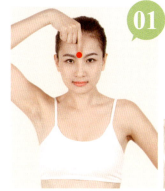

01 印堂（角刮法）

用角刮法刮拭印堂穴1~3分钟，力度适中，以潮红、发热为度。

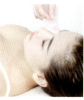

『穴位定位』

位于额部，当两眉头之中间。

太阳（面刮法）

用面刮法刮拭太阳穴1~3分钟，力度适中，以潮红、发热为度。

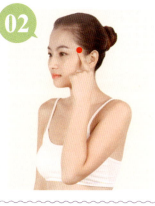

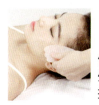

『穴位定位』

位于颞部，当眉梢与目外眦之间，向后约一横指的凹陷处。

03 人迎（面刮法）

用面刮法刮拭人迎穴1~3分钟，力度微轻，以潮红、出痧为度。

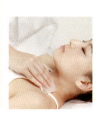

『穴位定位』

位于颈部，结喉旁，当胸锁乳突肌的前缘，颈总动脉搏动处。

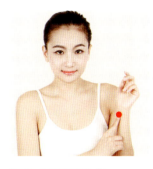 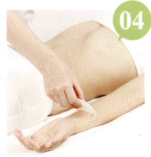

04 内关（面刮法）

用面刮法刮拭内关穴30次，力度适中，以出痧为度。

『穴位定位』

位于前臂掌侧，当曲泽与大陵的连线上，腕横纹上2寸，掌长肌腱与桡侧腕屈肌腱之间。

【功效解析】

印堂可清头明目、通鼻开窍；太阳可清肝明目、通络止痛；人迎可疏调气血、理气降逆；内关可宁心安神、理气镇痛。四穴搭配刮痧，可加强调理气血、醒脑安神之功，缓解高血压，改善头痛、头晕、失眠。

随证加穴刮痧

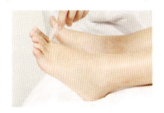 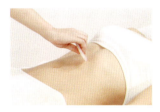 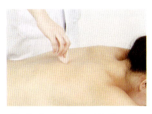

①肝阳上亢 + 行间

典型特征： 眩晕，头痛，面红目赤，急躁易怒，口干口苦，失眠，项强，情绪波动时诱发或加重。

刮痧： 用角刮法刮拭行间穴3分钟，以出痧为度。

②痰湿内阻 + 中脘

典型特征： 头晕目眩，视物旋转，头重如蒙，口中黏腻，恶心呕吐，食欲下降，倦怠乏力，脘腹胀满。

刮痧： 用面刮法刮拭中脘穴3分钟，以出痧为度。

③瘀血阻滞 + 膈俞

典型特征： 头痛眩晕，有时头痛如针刺状，或伴胸胁疼痛，烦躁易怒，兼有健忘、失眠、心悸等。

刮痧： 用角刮法刮拭膈俞穴30次，可不出痧。

✚ 老中医经验方

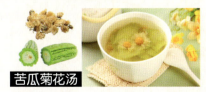 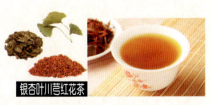

苦瓜菊花汤

- 取苦瓜500克，菊花2克，煲汤，趁热饮用。
- 本品可治疗肝阳上亢高血压。

银杏叶川芎红花茶

- 取川芎10克，银杏叶5克，红花4克，煎水，趁热饮用。
- 本品可治疗瘀血阻滞高血压。

中老年病症 02

高脂血症

  症状

平时经常头晕胀痛、胸脘痞闷，甚则呕恶痰涎、身沉肢重等。

高脂血症 刮痧疗法扫一扫看

【病症简介】

血脂主要是指血清中的胆固醇和三酰甘油。无论是胆固醇含量增高，还是三酰甘油的含量增高，或是两者皆增高，统称为高脂血症。血脂过高可引起一些严重危害人体健康的疾病，如脑卒中、冠心病等。

刮痧手法

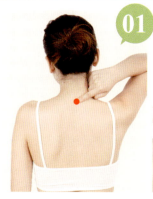

01 大椎（角刮法）

用角刮法刮拭大椎穴30次，力度微重，速度较慢，可不出痧。

『穴位定位』

位于后正中线上，第七颈椎棘突下凹陷中。

心俞（角刮法） 02

用角刮法刮拭心俞穴30次，力度微重，速度较慢，可不出痧。

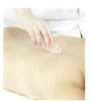

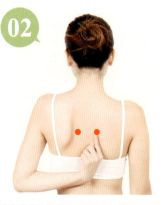

『穴位定位』

位于背部，当第五胸椎棘突下，旁开1.5寸。

03 膈俞（角刮法）

用角刮法刮拭膈俞穴30次，力度微重，速度较慢，可不出痧。

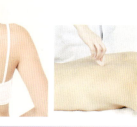

『穴位定位』

位于背部，当第七胸椎棘突下，旁开1.5寸。

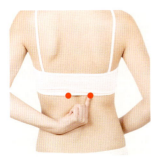
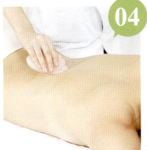

04 脾俞（角刮法）

用角刮法刮拭脾俞穴 30 次，力度微重，速度较慢，可不出痧。

『穴位定位』

位于背部，当第十一胸椎棘突下，旁开 1.5 寸。

【功效解析】

大椎可解表通阳、补虚宁神；心俞可宽胸理气、通络安神；膈俞可活血化瘀、宽胸利膈；脾俞可健脾和胃、利湿升清。四穴搭配刮痧，可加强除湿化痰、理气活血之功，缓解高血脂，改善胸闷、恶心、呕吐。

随证加穴刮痧

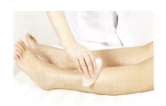
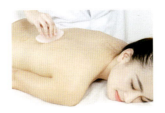
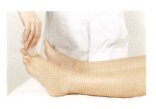

①痰浊郁阻 + 丰隆

典型特征： 形体肥胖，身重乏力，嗜食肥甘厚味，头晕头重，胸闷腹胀，食少恶心，咳嗽有痰。

刮痧： 用面刮法刮拭丰隆穴 30 次，可不出痧。

②肝气郁滞 + 肝俞

典型特征： 胸闷憋气，胸痛，两胁胀痛，喜嗳气，头晕头痛，手颤肢麻。

刮痧： 用面刮法刮拭肝俞穴 50 次，力度适中，以出痧为度。

③胃热腑实 + 内庭

典型特征： 形体肥硕，烦热纳亢，口渴便秘。

刮痧： 用角刮法从上往下刮拭内庭穴 50 次，力度适中，可不出痧。

✚ 老中医经验方

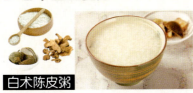
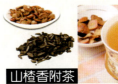
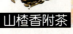

白术陈皮粥

- 取水发大米 150 克，白术、陈皮各适量，煲粥，趁热食用。
- 本品可治疗痰浊郁阻高脂血症。

山楂香附茶

- 取鲜山楂 30 克，香附、川芎各少许，煎水，趁热饮用。
- 本品可治疗肝气郁滞高脂血症。

中老年病症 03

糖尿病

症状 多尿、烦渴、多饮、多食、消瘦、皮肤瘙痒等。

糖尿病刮痧疗法扫描看

【病症简介】

糖尿病是由于血中胰岛素相对不足，导致血糖过高出现糖尿，进而引起脂肪和蛋白质代谢紊乱的常见内分泌代谢性疾病。持续高血糖与长期代谢紊乱等症状可导致眼、肾、心血管系统及神经系统的损害。

刮痧手法

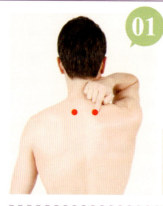

01 大杼（面刮法）

用面刮法从上往下刮拭大杼穴30次，力度适中，以出痧为度。

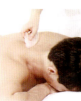

『穴位定位』

位于背部，当第一胸椎棘突下，旁开1.5寸。

膀胱俞（角刮法）

用角刮法从上往下刮拭膀胱俞穴30次，力度适中，以出痧为度。

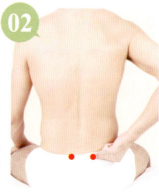

02

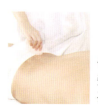

『穴位定位』

位于骶部，当骶正中嵴旁1.5寸，平第二骶后孔处。

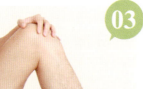

03 三阴交（角刮法）

用角刮法刮拭三阴交穴30次，力度微重，以皮肤潮红为度。

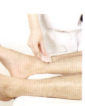

『穴位定位』

位于小腿内侧，当足内踝尖上3寸，胫骨内侧缘后方。

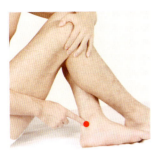 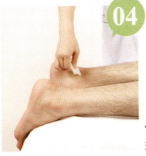

04 太溪（角刮法）

用角刮法刮拭太溪穴30次，力度微重，以皮肤潮红为度。

『穴位定位』

位于足内侧，内踝后方，当内踝尖与跟腱之间的凹陷处。

【功效解析】

大杼可清泻肺热、强筋健骨；膀胱俞可清热利湿、通经活络；三阴交可健脾理血、益肾平肝；太溪可滋阴益肾、清热安神。四穴搭配刮痧，可加强调理肝肾、滋阴清热之功，缓解糖尿病，改善潮热、尿频。

随证加穴刮痧

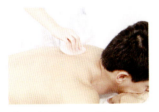 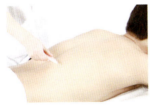 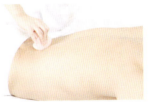

①燥热伤肺 + 肺俞

典型特征： 烦渴多饮，口干咽燥，多食易饥，小便量多，大便干结。

刮痧： 用面刮法刮拭肺俞穴30次，以出痧为度。

②胃燥津伤 + 胃俞

典型特征： 消谷善饥，大便秘结，口干欲饮，形体消瘦。

刮痧： 用面刮法刮拭胃俞穴30次，以出痧为度。

③肾阴亏虚 + 肾俞

典型特征： 尿频量多，小便浑浊，头晕目眩，耳鸣，视物模糊，口干唇燥，失眠心烦。

刮痧： 用面刮法刮拭肾俞穴30次，以出痧为度。

✚ 老中医经验方

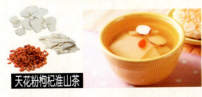 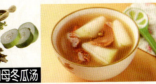

天花粉枸杞淮山茶

- 取淮山20克，枸杞7克，天花粉10克，煎水，趁热饮用。
- 本品可治疗燥热伤肺糖尿病。

绿豆知母冬瓜汤

- 取冬瓜240克，水发绿豆60克，知母少许，煲汤，趁热饮用。
- 本品可治疗胃燥津伤糖尿病。

中老年病症 04 肩周炎

症状　患肢肩关节疼痛，昼轻夜重，活动受限，日久肩关节肌肉可出现萎缩。

【病症简介】

肩周炎是肩部关节囊和关节周围软组织的一种退行性、炎症性慢性疾患。中医认为本病多由气血不足，风、寒、湿之邪侵袭肩部经络，致使筋脉收引、气血运行不畅而成，或因外伤劳损、经脉滞涩所致。

刮痧手法

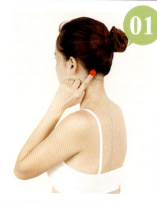

01　风池（角刮法）

用角刮法从上往下刮拭风池穴10～15次，力度稍重，以出痧为度。

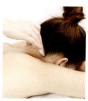

『穴位定位』

位于项部，当枕骨之下，与风府相平，胸锁乳突肌与斜方肌上端之间的凹陷处。

肩井（面刮法）

用面刮法从上往下刮拭肩井穴10～15次，力度稍重，以出痧为度。

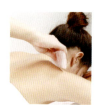

『穴位定位』

位于肩上，前直乳中，当大椎与肩峰端连线的中点上。

03　哑门（面刮法）

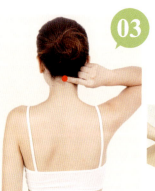

用面刮法刮拭哑门穴30次，力度轻柔，以皮肤潮红为度。

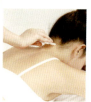

『穴位定位』

位于项部，当后发际正中直上0.5寸，第一颈椎下。

肩周炎 刮痧疗法扫扫看

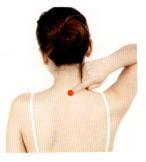 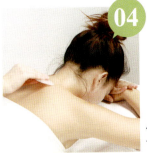

04 大椎（面刮法）

用面刮法刮拭大椎穴30次，力度轻柔，以皮肤潮红为度。

『穴位定位』

位于后正中线上，第七颈椎棘突下凹陷中。

【功效解析】

风池可平肝熄风、祛风解毒；肩井可祛风清热、活络消肿；哑门可散风熄风、开窍醒神；大椎可解表通阳、强健筋骨。四穴搭配刮痧，可加强舒筋、活络、止痛之功，缓解肩周炎，改善肩臂疼痛、上肢无力。

随证加穴刮痧

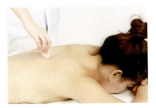 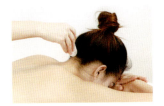 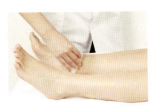

① 气滞血瘀 + 膈俞

典型特征： 肩部疼痛剧烈，如针刺或刀割样跳痛，痛处不移，拒按，夜晚痛甚，局部肿胀或青紫。

刮痧： 用角刮法刮拭膈俞穴30次，以出痧为度。

② 风寒入络 + 风府

典型特征： 肩部拘急疼痛，痛牵肩胛、背部、上臂及颈项，痛点固定不移并向周围放射痛，得热痛减。

刮痧： 用角刮法刮拭风府穴30次，以出痧为度。

③ 气血亏虚 + 三阴交

典型特征： 肩部以酸痛为主，劳累加重，或伴眩晕乏力。

刮痧： 用面刮法刮拭三阴交穴30次，力度适中，以出痧为度。

✚ 老中医经验方

 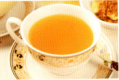

当归红花饮

- 取当归5克，红花3克，煎水，趁热饮用。
- 本品可治疗气滞血瘀肩周炎。

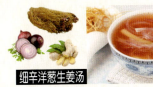

细辛洋葱生姜汤

- 取细辛10克，姜片25克，葱条12克，洋葱300克，煲汤，趁热饮用。
- 本品可治疗风寒入络肩周炎。

中老年病症 05 坐骨神经痛

症状 一侧腰部、臀部疼痛，并向大腿后侧、小腿后外侧延展。

【病症简介】

坐骨神经痛指沿坐骨神经走行区域的疼痛，属祖国医学"痹证"范畴。本病多由坐骨神经通路的邻近组织病变，对坐骨神经产生刺激、压迫、粘连或破坏所引起，亦可由感染、受寒等原因直接损害坐骨神经引起。

刮痧手法

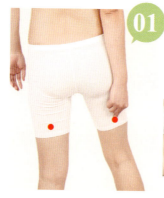

01 殷门（面刮法）

用面刮法刮拭殷门穴10～15次，力度适中，以潮红、出痧为度。

『穴位定位』

位于大腿后面，当承扶与委中的连线上，承扶下6寸。

委中（面刮法）

用面刮法刮拭委中穴10～15次，力度适中，以潮红、出痧为度。

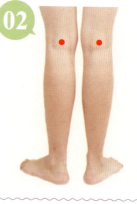

『穴位定位』

位于腘横纹中点，当股二头肌腱与半腱肌肌腱的中间。

03 阳陵泉（面刮法）

用面刮法刮拭阳陵泉穴30次，力度适中，以出痧为度。

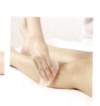

『穴位定位』

位于小腿外侧，当腓骨头前下方凹陷处。

【病症简介】

膝关节炎是最常见的关节炎，是软骨退行性病变和关节边缘骨赘的慢性进行性退化性疾病，以软骨磨损为其主要病因，好发于体重偏重者和中老年人。在发病的前期，没有明显的症状。

中老年病症 06

膝关节炎

症状：膝关节深部疼痛、压痛，关节僵硬僵直、麻木、屈伸不利等。

刮痧手法

鹤顶（面刮法） 01

用面刮法由上至下刮拭鹤顶穴2分钟，力度适中，以出痧为度。

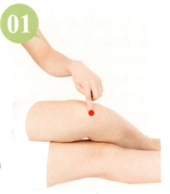

『穴位定位』

位于膝上部，髌底的中点上方凹陷处。

02 足三里（面刮法）

用面刮法刮拭足三里穴30次，力度稍重，以出痧为度。

『穴位定位』

位于小腿前外侧，当犊鼻下3寸，距胫骨前缘一横指（中指）。

膝阳关（面刮法） 03

用面刮法刮拭膝阳关穴10~15次，以潮红、出痧为度。

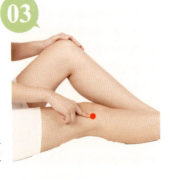

『穴位定位』

位于膝外侧，当阳陵泉上3寸，股骨外上髁上方的凹陷处。

膝关节炎刮痧疗法扫扫看

133

中老年病症 07

耳鸣、耳聋

症状

耳鸣以耳内鸣响为主症,耳聋以听力减退或听觉丧失为主症。

【病症简介】

耳鸣、耳聋在临床上常同时并见,而且治疗方法大致相同,故合并论述。中医认为,本病多因暴怒、惊恐、肝胆风火上逆,以致少阳之气闭阻不通所致,或因肾气虚弱,精血不能上达于耳而致。

刮痧手法

01 听宫(角刮法)

用角刮法从上往下刮拭听宫穴30次,力度轻柔,以潮红、发热为度。

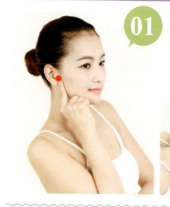

『穴位定位』

位于面部,耳屏前,下颌骨髁状突的后方,张口时呈凹陷处。

听会(角刮法) 02

用角刮法从上往下刮拭听会穴30次,力度轻柔,以潮红、发热为度。

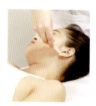

『穴位定位』

位于面部,当耳屏间切迹的前方,下颌骨髁突的后缘,张口有凹陷处。

03 角孙(角刮法)

用角刮法从上往下刮拭角孙穴30次,力度轻柔,可不出痧。

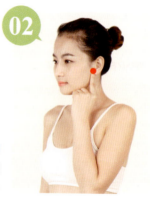
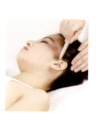

『穴位定位』

位于头部,折耳郭向前,当耳尖直上入发际处。

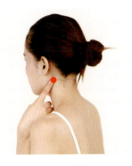
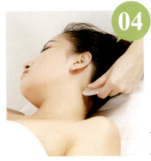

04 翳风（角刮法）

用角刮法从上往下刮拭翳风穴30次，力度轻柔，可不出痧。

『穴位定位』

位于耳垂后方，当乳突与下颌角之间的凹陷处。

【功效解析】

听宫可聪耳开窍、安神定志；听会可开窍聪耳、通经活络；角孙可清头明目、疏风活络；翳风可聪耳通窍、散内泄热。四穴搭配刮痧，可加强聪耳开窍、疏经活络之功，缓解耳鸣、耳聋，改善头痛、头晕。

随证加穴刮痧

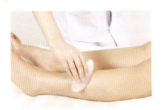
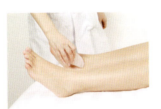
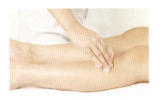

①痰火郁结 + 丰隆

典型特征： 耳鸣、耳聋，兼耳内憋气感明显，胸闷痰多。

刮痧： 用面刮法刮拭丰隆穴30次，力度适中，以出痧为度。

②肾精亏虚 + 太溪

典型特征： 耳鸣、耳聋，兼头晕及腰膝酸软。

刮痧： 用角刮法刮拭太溪穴30次，力度适中，以出痧为度。

③脾胃虚弱 + 足三里

典型特征： 耳鸣、耳聋，兼体倦乏力。

刮痧： 用面刮法刮拭足三里穴30次，力度适中，以出痧为度。

✚ 老中医经验方

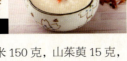

山茱萸粥

- 取水发大米150克，山茱萸15克，煲粥，趁热食用。
- 本品可治疗肾精亏虚耳鸣、耳聋。

淮山莲子茯苓糊

- 取莲子170克，淮山40克，茯苓25克，制作米糊，趁热食用。
- 本品可治疗脾胃虚弱耳鸣、耳聋。

中老年病症 08

中风后遗症

症状 口眼歪斜、言语含糊不清，肢体出现运动障碍，甚至半身不遂。

中风后遗症刮痧疗法扫扫看

【病症简介】

中风，多见于中老年人。中医认为本病多因平素气血虚衰，在心、肝、肾三经阴阳失调的情况下，情志郁结，起居失宜所致。临床实践证明：中医经络穴位疗法对中风后遗症患者有很好的疗效。

刮痧手法

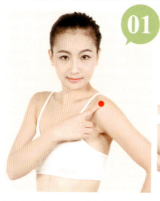

01 肩髃（角刮法）

用角刮法刮拭肩髃穴30次，力度微重，以出痧为度。

『穴位定位』

位于肩部，三角肌上，臂外展，或向前平伸时，当肩峰前下方凹陷处。

曲池（角刮法）

用角刮法由上至下刮拭曲池穴30次，力度微重，以出痧为度。

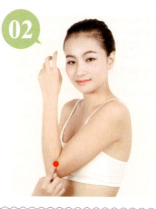

02

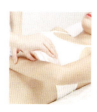

『穴位定位』

位于肘横纹外侧端，屈肘，当尺泽与肱骨外上髁连线中点。

03 手三里（角刮法）

用角刮法由上至下刮拭手三里穴30次，力度微重，以出痧为度。

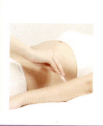

『穴位定位』

位于前臂背面桡侧，当阳溪与曲池连线上，肘横纹下2寸。

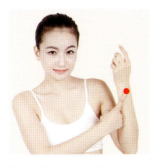 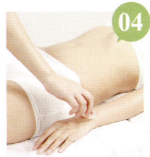

04 阳池（角刮法）

用角刮法刮拭阳池穴30次，力度适中，可不出痧。

『穴位定位』

位于腕背横纹中，当指伸肌腱的尺侧缘凹陷处。

【功效解析】

肩髃可活血散风、通利关节；曲池可清邪热、调气血、祛风湿、利关节；手三里可通经活络、调理气血；阳池可清热通络、益阴增液。四穴搭配刮痧，可加强疏经通络、理气活血之功，缓解中风后遗症。

随证加穴刮痧

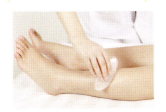 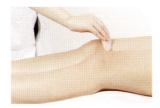 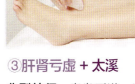

① 痰瘀阻络 + 丰隆

典型特征： 口眼歪斜，言语不利，半身不遂，肢体麻木。
刮痧： 用面刮法刮拭丰隆穴30次，力度适中，以出痧为度。

② 气虚血瘀 + 血海

典型特征： 一侧肢体瘫痪，肢软无力，面色萎黄。
刮痧： 用面刮法从上往下刮拭血海穴30次，力度适中，以出痧为度。

③ 肝肾亏虚 + 太溪

典型特征： 半身不遂，患肢僵硬拘挛变形，舌强不语，肌肉萎缩。
刮痧： 用角刮法刮拭太溪穴30次，力度适中，以出痧为度。

✚ 老中医经验方

 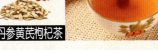 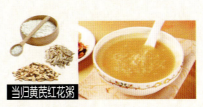

丹参黄芪枸杞茶

- 取红枣20克，黄芪10克，丹参、枸杞各5克，煎水，趁热饮用。
- 本品可治疗痰瘀阻络中风后遗症。

当归黄芪红花粥

- 取大米170克，黄芪、当归各15克，红花、川芎各5克，煲粥，趁热食用。
- 本品可治疗气虚血瘀中风后遗症。

中老年病症 09

三叉神经痛

症状 发病骤发、骤停，呈刀割样、烧灼样、难以忍受的剧烈性疼痛。

三叉神经痛刮痧疗法扫扫看

【病症简介】

三叉神经痛是最常见的脑神经疾病，多发生于中老年人，右侧头面部多于左侧。说话、洗脸、刷牙、微风拂面，甚至走路时都会导致阵发性剧烈疼痛。疼痛历时数秒或数分钟，呈周期性发作。

刮痧手法

01 太阳（角刮法）

用角刮法刮拭太阳穴30次，力度适中，以潮红、出痧为度。

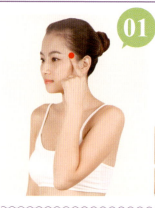

『穴位定位』

位于颞部，当眉梢与目外眦之间，向后约一横指的凹陷处。

下关（角刮法） 02

用角刮法刮拭下关穴30次，力度适中，以潮红、出痧为度。

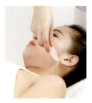

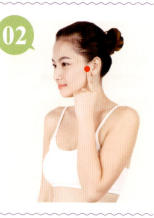

『穴位定位』

位于面部耳前方，当颧弓与下颌切迹所形成的凹陷中。

03 大迎（角刮法）

用角刮法刮拭大迎穴30次，力度适中，以潮红、出痧为度。

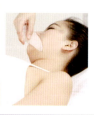

『穴位定位』

位于下颌角前方，咬肌附着部的前缘，当面动脉搏动处。

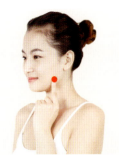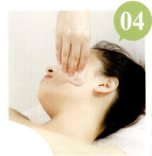

04 颊车（角刮法）

用角刮法刮拭颊车穴30次，力度适中，以潮红、出痧为度。

『穴位定位』

位于面颊部，下颌角前上方约一横指（中指），当咀嚼时咬肌隆起，按之凹陷处。

【功效解析】

太阳可清肝明目、通络止痛；下关可消肿止痛、聪耳通络；大迎可开关利窍、止痛消肿；颊车可疏风通络、利节消肿。四穴搭配刮痧，可加强疏经通络、利窍止痛之功，缓解三叉神经痛，改善面痛、头痛。

随证加穴刮痧

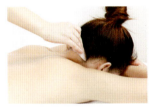 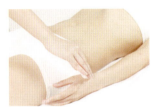 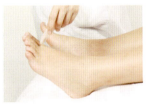

① 风寒外袭 + 风池

典型特征：常因冷天或感风寒而发作或加重，痛时面肌有紧缩感，呈阵发性短暂抽搐样剧痛。

刮痧：用角刮法刮拭风池穴30次，以出痧为度。

② 胃火上攻 + 合谷

典型特征：面颊呈阵发性剧痛，遇热诱发，痛如火燎肉裂，龈肿口臭，烦躁不安，口渴喜饮。

刮痧：用角刮法刮拭合谷穴30次，以出痧为度。

③ 肝火上炎 + 行间

典型特征：患侧频发电击样疼痛，痛时面红目赤，烦躁易怒，怒则发作，胁肋作胀，口苦咽干。

刮痧：用角刮法刮拭行间穴30次，以出痧为度。

✚ 老中医经验方

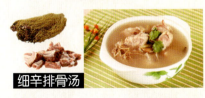 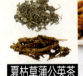 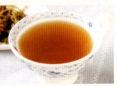

细辛排骨汤

- 取细辛3克，辛夷10克，姜片20克，排骨400克，煲汤，趁热饮用。
- 本品可治疗风寒外袭三叉神经痛。

夏枯草蒲公英茶

- 取夏枯草7克，蒲公英5克，煎水，趁热饮用。
- 本品可治疗肝火上炎三叉神经痛。

中老年病症 10

面神经麻痹

症状

患侧面部肌瘫痪、眼裂大、眼睑不能闭合、鼻唇沟变平坦等。

面神经麻痹
刮痧疗法扫扫看

【病症简介】

面神经麻痹也叫面瘫，指单纯性的一侧面部肌肉瘫痪。中医认为本病多因风寒、风热之邪乘虚侵袭面部经络，致使经络阻滞、营卫失调、气血不和、经脉失养所致。

刮痧手法

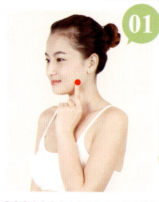

01 颊车（角刮法）

用角刮法刮拭颊车穴2～3分钟，力度轻柔，以潮红为度。

『穴位定位』

位于面颊部，下颌角前上方约一横指（中指），当咀嚼时咬肌隆起，按之凹陷处。

翳风（角刮法）

用角刮法刮拭翳风穴30次，力度适中，稍出痧即可。

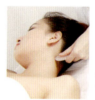

02

『穴位定位』

位于耳垂后方，乳突与下颌角之间的凹陷处。

---

03 风池（角刮法）

用角刮法刮拭风池穴30次，力度适中，稍出痧即可。

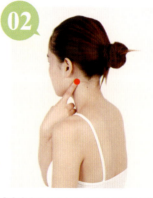

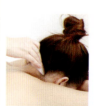

『穴位定位』

位于项部，当枕骨之下，与风府相平，胸锁乳突肌与斜方肌上端之间的凹陷处。

PART 6 调和阴阳,"刮"走两性烦恼

夫妻是家庭中的最主要成员。若男科疾病和妇科疾病在日常生活中肆意横行,夫妻生活必会受到影响和困扰。很多人思想传统,羞于就医,而刮痧则能很好地解决这种难题,本章介绍了23种常见两性病症的刮痧方法,夫妻相互为对方刮痧,既消除了忧虑,又加深了夫妻感情。

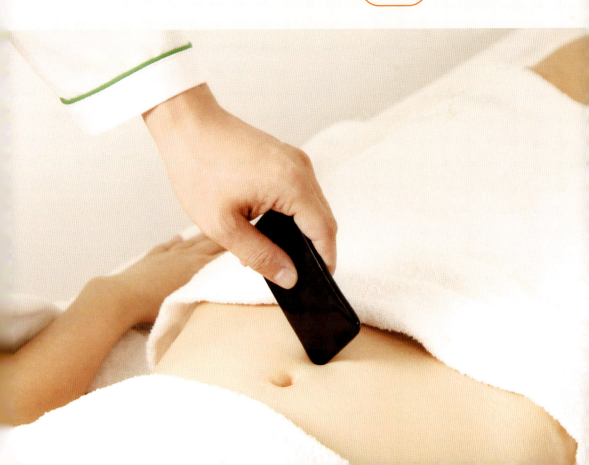

两性病症 01

慢性肾炎

症状 大部分患者有明显血尿、水肿、高血压症状，并有全身乏力等。

【病症简介】

慢性肾炎是一种以慢性肾小球病变为主的肾小球疾病，也是一种常见的慢性肾脏疾病。此病潜伏时间长，病情发展缓慢，可发生于任何年龄，但以中青年男性为主，病程长达1年以上。

刮痧手法

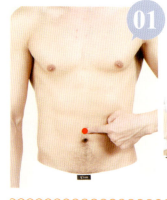

01 水分（角刮法）

用角刮法刮拭水分穴30次，力度适中，稍出痧即可。

『穴位定位』

位于上腹部，前正中线上，当脐中上1寸。

肓俞（角刮法）

用角刮法刮拭肓俞穴30次，力度适中，稍出痧即可。

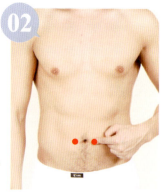

『穴位定位』

位于腹中部，当脐中旁开0.5寸。

03 中极（角刮法）

用角刮法刮拭中极穴30次，力度微重，以出痧为度。

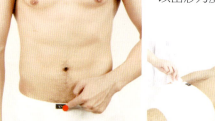

『穴位定位』

位于下腹部，前正中线上，当脐中下4寸。

慢性肾炎
刮痧疗法扫扫看

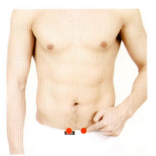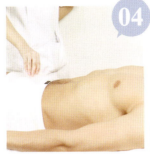

04 大赫（角刮法）

用角刮法刮拭大赫穴30次，力度微重，以出痧为度。

『穴位定位』

位于下腹部，当脐中下4寸，前正中线旁开0.5寸。

【功效解析】

水分可通调水道、理气止痛；肓俞可调肠理气、温中利尿；中极可益肾兴阳、清利湿热；大赫可益肾填精。四穴搭配刮痧，可加强健脾益肾、利水消肿之功，缓解慢性肾炎，改善小便不利、水肿。

随证加穴刮痧

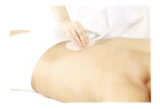 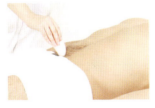 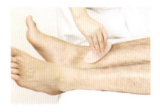

① 脾虚湿困 + 脾俞

典型特征： 面色浮黄，晨起眼睑水肿，神疲肢倦，纳少，腹胀便溏，下肢水肿，按之凹陷。

刮痧： 用面刮法刮拭脾俞穴30次，以出痧为度。

② 肺肾气虚 + 关元

典型特征： 面浮肢肿，少气乏力，易患感冒，腰脊酸痛，小便量少，伴有咳嗽流涕，头痛，发热。

刮痧： 用角刮法刮拭关元穴30次，以出痧为度。

③ 肝肾阴虚 + 三阴交

典型特征： 眼睛干涩，视物模糊，头晕耳鸣，五心烦热，口干咽燥，腰酸腿软，或女子月经不调。

刮痧： 用面刮法刮拭三阴交穴30次，以出痧为度。

✚ 老中医经验方

  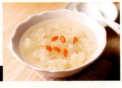

白术陈皮粥

- 取大米150克，白术10克，陈皮10克，煲粥，趁热食用。
- 本品可治疗脾虚湿困慢性肾炎。

滋补枸杞银耳汤

- 取银耳150克，枸杞15克，煲汤，趁热饮用。
- 本品可治疗肝肾阴虚慢性肾炎。

两性病症 02

前列腺炎

症状　尿急，尿频，排尿时有烧灼感、疼痛感，可伴有排尿终末血尿等。

【病症简介】

　　前列腺炎是现代社会上成年男性常见病之一，是由多种复杂原因和诱因引起的前列腺炎症，可分为非特异性细菌性前列腺炎、特发性细菌性前列腺炎、特异性前列腺炎、非特异性肉芽肿性前列腺炎等。

刮痧手法

01 命门（角刮法）

用角刮法刮拭命门穴30次，力度适中，以皮肤潮红为度。

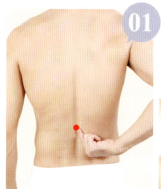

『穴位定位』

位于腰部，当后正中线上，第二腰椎棘突下凹陷中。

中极（角刮法） 02

用角刮法从上往下刮拭中极穴30次，力度适中，以皮肤潮红为度。

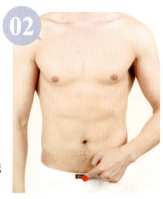

『穴位定位』

位于下腹部，前正中线上，当脐中下4寸。

03 曲泉（面刮法）

用面刮法刮拭曲泉穴10~15次，力度稍重，以出痧为度。

『穴位定位』

位于膝关节内侧面横纹内侧端，股骨内侧髁的后缘，半腱肌、半膜肌止端的前缘凹陷处。

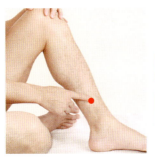 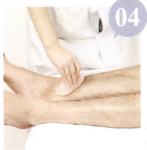

04 三阴交（面刮法）

用面刮法刮拭三阴交穴 10 ~ 15 次，力度稍重，以出痧为度。

『穴位定位』

位于小腿内侧，当足内踝尖上 3 寸，胫骨内侧缘后方。

【功效解析】

命门可培元补肾、强健腰脊；中极可益肾兴阳、清利湿热；曲泉可清利湿热、通调下焦；三阴交可健脾理血、益肾平肝。四穴搭配刮痧，可加强清利湿热、调理下焦之功，缓解前列腺炎，改善尿痛、尿频。

随证加穴刮痧

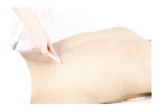 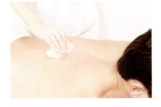 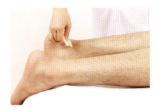

①湿热下注 + 三焦俞

典型特征： 小便淋涩赤痛，少腹拘急，会阴部胀痛，尿道口有白浊溢出。

刮痧： 用面刮法刮拭三焦俞穴 30 次，力度适中，以出痧为度。

②气滞血瘀 + 膈俞

典型特征： 小便涩滞会阴及小腹下坠胀痛，前列腺肿大坚硬。

刮痧： 用面刮法刮拭膈俞穴 30 次，力度适中，以出痧为度。

③肝肾阴虚 + 太溪

典型特征： 尿道口常有白浊，会阴坠胀，腰膝酸软，潮热盗汗。

刮痧： 用角刮法刮拭太溪穴 30 次，力度适中，以出痧为度。

✚ 老中医经验方

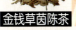
金钱草茵陈茶

- 取金钱草 5 克，茵陈 5 克，煎水，趁热饮用。
- 本品可治疗湿热下注前列腺炎。

地黄牛膝黑豆粥

- 取大米 100 克，黑豆 60 克，牛膝 12 克，地黄 15 克，煲粥，趁热食用。
- 本品可治疗肝肾阴虚前列腺炎。

两性病症 03 膀胱炎

症状：下腹胀痛、尿频、尿急、尿痛、脓尿、血尿等。

【病症简介】

膀胱炎是泌尿系统最常见的疾病，大多是由于细菌感染所引起，过于劳累、受凉、长时间憋尿、性生活不洁也容易发病。初起表现症状轻微，仅有膀胱刺激症状，经治疗，病情会很快痊愈。

刮痧手法

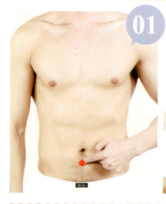

01 气海（角刮法）

用角刮法刮拭气海穴15次，力度微重，以潮红、发热为度。

『穴位定位』

位于下腹部，前正中线上，当脐中下1.5寸。

中极（角刮法）

用角刮法刮拭中极穴15次，力度微重，以潮红、发热为度。

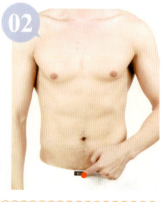

『穴位定位』

位于下腹部，前正中线上，当脐中下4寸。

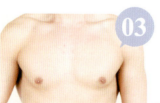

03 水道（角刮法）

用角刮法由上到下刮拭水道穴30次，可不出痧。

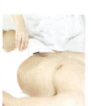

『穴位定位』

位于下腹部，当脐中下3寸，距前正中线2寸。

膀胱炎刮痧疗法扫扫看

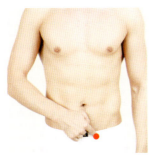 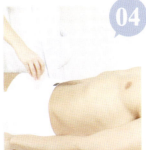

04 归来（角刮法）

用角刮法刮拭归来穴30次，可不出痧。

『穴位定位』

位于下腹部，当脐中下4寸，距前正中线2寸。

【功效解析】

气海可补气理气、益肾固精；中极可益肾兴阳、清利湿热；水道可清湿热、利膀胱；归来可活血化瘀、调理下焦。四穴搭配刮痧，可加强调理下焦、清热利尿之功，缓解膀胱炎，改善小便不利、尿痛。

随证加穴刮痧

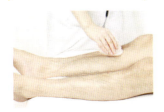 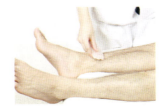 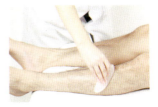

①膀胱湿热 + 阴陵泉

典型特征： 小便频急不爽，尿道灼热刺痛，尿黄浑浊，腰痛，恶寒发热，大便粘滞不爽。

刮痧： 用角刮法刮拭阴陵泉穴30次，以出痧为度。

②阴虚湿热 + 三阴交

典型特征： 尿频不畅，解时刺痛，腰酸乏力，午后低热，手足烦热，口干，口苦。

刮痧： 用角刮法刮拭三阴交穴30次，以出痧为度。

③脾肾虚弱 + 足三里

典型特征： 排尿艰涩而余沥不尽，清浊不分，尿如米泔，或如膏脂，少腹满痛，遇劳则发。

刮痧： 用面刮法刮拭足三里穴30次，以出痧为度。

✚ 老中医经验方

  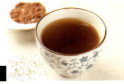

车前草茶

- 取车前草15克，蜂蜜少许，煎水，趁热饮用。
- 本品可治疗膀胱湿热膀胱炎。

菟丝子茶

- 取菟丝子5克，煎水，趁热饮用。
- 本品可益肾固精，治疗脾肾虚弱膀胱炎。

两性病症 04

尿道炎

症状　尿频、尿急、排尿时有烧灼感以至排尿困难，部分患者有较多尿道分泌物。

【病症简介】

尿道炎是由于尿道损伤、尿道内异物、尿道梗阻、邻近器官出现炎症或性生活不洁等原因引起的尿道细菌感染。临床上分为急性尿道炎、慢性尿道炎、非特异性尿道炎和淋菌性尿道炎，后两种临床表现类似。

刮痧手法

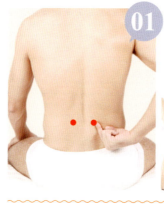

01 肾俞（面刮法）

用面刮法从上往下刮拭肾俞穴10～15次，力度微重，以出痧为度。

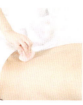

『穴位定位』

位于腰部，当第二腰椎棘突下，旁开1.5寸。

膀胱俞（面刮法）

用面刮法刮拭膀胱俞穴10～15次，力度微重，以出痧为度。

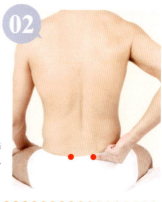

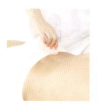

『穴位定位』

位于骶部，当骶正中嵴旁1.5寸，平第二骶后孔处。

03 次髎（面刮法）

用面刮法从上往下刮拭次髎穴10～15次，力度微重，以出痧为度。

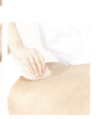

『穴位定位』

位于骶部，当髂后上棘内下方，适对第二骶后孔处。

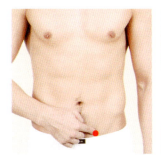 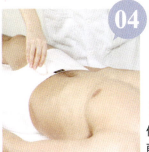

04 水道（角刮法）

用角刮法从上往下刮拭水道穴30次，可不出痧。

『穴位定位』

位于下腹部，当脐中下3寸，距前正中线2寸。

【功效解析】

肾俞可益肾助阳、强腰利水；膀胱俞可清热利湿、通经活络；次髎可补益下焦、强腰利湿；水道可利水消肿、调经止痛。四穴搭配刮痧，可加强益肾强腰、利尿通淋之功，缓解尿道炎，改善小便不利。

随证加穴刮痧

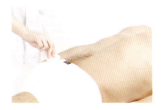 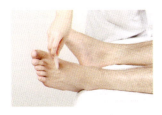 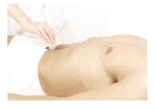

①湿热蕴结 + 中极

典型特征： 小便频数短涩，灼热刺痛，色黄赤，少腹拘急胀痛，口苦，腰痛，便秘。

刮痧： 用角刮法刮拭中极穴30次，以出痧为度。

②肝胆郁热 + 太冲

典型特征： 小便黄赤，寒热往来，烦躁不安，胸胁胀痛，食欲减退，口苦，呕吐。

刮痧： 用角刮法刮拭太冲穴30次，以出痧为度。

③脾肾两虚 + 气海

典型特征： 小便混浊，乳白或如米泔水，上有浮油，或伴有絮状物，尿道热涩疼痛，口干。

刮痧： 用角刮法刮拭气海穴30次，可不出痧。

✚ 老中医经验方

 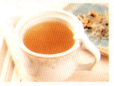

通草车前子茶

- 取通草5克，车前子5克，白茅根9克，黄芪9克，煎水，趁热饮用。
- 本品可治疗湿热蕴结尿道炎。

金钱草茵陈茶

- 取金钱草5克，茵陈5克，煎水，趁热饮用。
- 本品可治疗肝胆郁热尿道炎。

两性病症 05 — 尿潴留

症状：膀胱内充满尿液不能排出，伴胀痛，部分尿液可溢出，但不能减轻腹痛。

【病症简介】

尿潴留是指膀胱内积有大量尿液而不能排出的疾病，分为急性尿潴留和慢性尿潴留。前者表现为急性发生的膀胱胀满而无法排尿，患者常有下腹疼痛。后者表现为尿频、尿不尽，可出现充溢性尿失禁。

刮痧手法

01 关元（角刮法）

用角刮法刮拭关元穴30次，至皮肤发红，皮下紫色痧斑、痧痕形成为止。

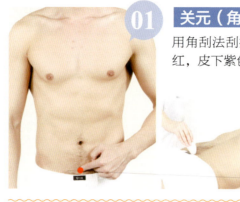

『穴位定位』

位于下腹部，前正中线上，当脐中下3寸。

02 阴陵泉（角刮法）

用角刮法从上往下刮拭阴陵泉穴30次，至皮肤发红，皮下紫色痧斑、痧痕形成为止。

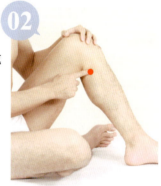

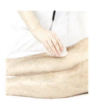

『穴位定位』

位于小腿内侧，当胫骨内侧髁后下方凹陷处。

03 三阴交（角刮法）

用角刮法从上往下刮拭三阴交穴30次，至皮肤发红，皮下紫色痧斑、痧痕形成为止。

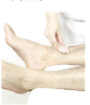

『穴位定位』

位于小腿内侧，当足内踝尖上3寸，胫骨内侧缘后方。

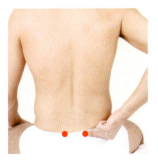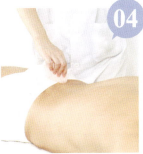

04 膀胱俞（角刮法）

用角刮法刮拭膀胱俞穴30次，力度稍重，以出痧为度。

『穴位定位』

位于骶部，当骶正中嵴旁1.5寸，平第二骶后孔。

【功效解析】

关元可培补元气、导赤通淋；阴陵泉益肾利湿、行气消肿；三阴交健脾理血、益肾平肝；膀胱俞可清热利湿、通经活络。四穴搭配刮痧，可加强利尿消肿、调理脾肾之功，缓解尿潴留，改善小便不通、下腹胀痛。

随证加穴刮痧

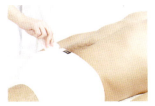 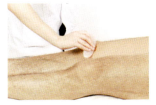 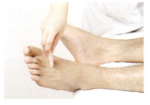

①湿热内蕴 + 中极

典型特征： 小便难出，兼见小腹胀满，口渴不欲饮。

刮痧： 用角刮法刮拭中极穴30次，力度适中，可不出痧。

②瘀血阻滞 + 血海

典型特征： 排尿不畅，甚至点滴而出，尿时疼痛，兼见小腹满痛。

刮痧： 用面刮法刮拭血海穴30次，以出痧为度。

③肝失疏泄 + 太冲

典型特征： 小便点滴而下，短赤灼热或闭塞不通，小腹胀痛，多烦善怒。

刮痧： 用角刮法刮拭太冲穴30次，以出痧为度。

✚ 老中医经验方

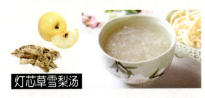 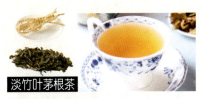

灯芯草雪梨汤

- 取雪梨80克，灯芯草20克，煲汤，趁热饮用。
- 本品可治疗湿热内蕴尿潴留。

淡竹叶茅根茶

- 取淡竹叶15克，白茅根10克，煎水，趁热饮用。
- 本品可治疗瘀血阻滞尿潴留。

早泄

两性病症 06

症状：阴茎进入阴道前或接触阴道后立即射精，以致不能进行正常的性交。

【病症简介】

早泄是指性交时间极短，或阴茎插入阴道就射精，随后阴茎即疲软，不能正常进行性交的一种病症，是一种最常见的男性性功能障碍。中医认为本病多由于房劳过度或频繁手淫，导致肾精亏耗、相火偏亢所致。

刮痧手法

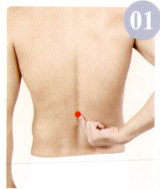

01 命门（角刮法）

用角刮法从上往下刮拭命门穴10～15次，力度稍重，以出现紫色痧斑、痧痕为度。

『穴位定位』

位于腰部，当后正中线上，第二腰椎棘突下凹陷中。

肾俞（面刮法）

用面刮法从上往下刮拭肾俞穴10～15次，力度稍重，以出现紫色痧斑、痧痕为度。

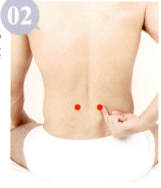

『穴位定位』

位于腰部，当第二腰椎棘突下，旁开1.5寸。

03 志室（面刮法）

用面刮法从上往下刮拭志室穴10～15次，力度稍重，以出现紫色痧斑、痧痕为度。

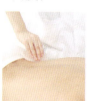

『穴位定位』

位于腰部，当第二腰椎棘突下，旁开3寸。

早泄刮痧疗法扫扫看

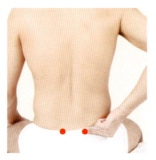
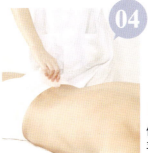

04 膀胱俞（面刮法）

用面刮法从上往下刮拭膀胱俞穴10～15次，力度稍重，以出现紫色痧斑、痧痕为度。

『穴位定位』

位于骶部，当骶正中嵴旁1.5寸，平第二骶后孔。

【功效解析】

命门可培元补肾、强健腰脊；肾俞可益肾助阳、强腰利水；志室可补肾益精、利尿导湿；膀胱俞清热利湿、通经活络。四穴搭配刮痧，可加强益肾填精、壮阳强腰之功，缓解早泄，改善腰膝酸软。

随证加穴刮痧

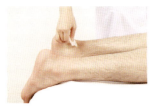
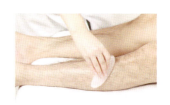
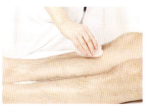

①肾虚不固 + 太溪

典型特征： 早泄，性欲减退，遗精或阳痿，腰膝酸软，夜尿多，小便清长。

刮痧： 用角刮法刮拭太溪穴30次，力度适中，以出痧为度。

②心脾亏虚 + 足三里

典型特征： 早泄，倦怠乏力，形体消瘦，面色少华，心悸，食少便溏。

刮痧： 用面刮法刮拭足三里穴30次，力度适中，以出痧为度。

③肝经湿热 + 阴陵泉

典型特征： 泄精过早，阴茎易举，阴囊潮湿，瘙痒坠胀，小便赤涩。

刮痧： 用角刮法刮拭阴陵泉穴30次，力度适中，以出痧为度。

✚ 老中医经验方

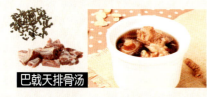

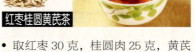

巴戟天排骨汤

- 取巴戟天9克，杜仲9克，黄芪15克，排骨200克，煲汤，趁热饮用。
- 本品可治疗肾虚不固早泄。

红枣桂圆黄芪茶

- 取红枣30克，桂圆肉25克，黄芪15克，枸杞8克，煎水，趁热饮用。
- 本品可治疗心脾亏虚早泄。

两性病症 07 阳痿

症状：阴茎痿软或阳举微弱，平时可有腰膝酸软、乏力、阴囊潮湿等。

【病症简介】

阳痿即勃起功能障碍，是指在企图性交时，阴茎勃起硬度不足于插入阴道，或阴茎勃起硬度维持时间不足于完成满意的性生活。男性在勃起是一个复杂的过程，与大脑、激素、情感、神经等都有关联。

刮痧手法

01 百会（立刮法）

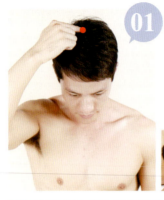

用立刮法刮拭百会穴20次，力度适中，以局部皮肤发热为度。

『穴位定位』

位于头部，当前发际正中直上5寸，或两耳尖连线的中点处。

02 关元（角刮法）

用角刮法刮拭关元穴30次，力度适中，以出痧为度。

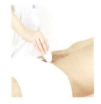

『穴位定位』

位于下腹部，前正中线上，当脐中下3寸。

03 足三里（面刮法）

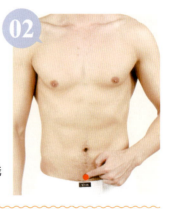

用面刮法刮拭足三里穴30次，力度稍重，至皮下紫色痧斑、痧痕形成为止。

『穴位定位』

位于小腿前外侧，当犊鼻下3寸，距胫骨前缘一横指（中指）。

阳痿刮痧疗法扫扫看

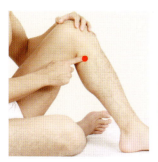 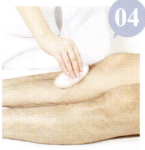

04 阴陵泉（面刮法）

用面刮法刮拭阴陵泉穴10～15次，力度适中，以出痧为度。

『穴位定位』

位于小腿内侧，当胫骨内侧髁后下方凹陷处。

【功效解析】

百会可熄风醒脑、升阳固脱；关元可培肾固本、补气回阳；足三里可健脾和胃、扶正培元；阴陵泉可益肾利湿、行气消肿。四穴搭配刮痧，可加强益肾固精、补气壮阳之功，有效缓解阳痿，改善乏力、腰膝酸软。

随证加穴刮痧

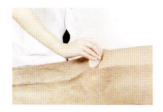 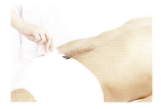 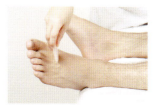

①心脾两虚 + 血海

典型特征：阴茎勃起困难，时有遗精，头晕耳鸣，心悸气短，面色苍白，口唇指甲淡白。
刮痧：用面刮法刮拭血海穴30次，以出痧为度。

②湿热下注 + 中极

典型特征：阴茎痿软，阴囊潮湿，睾丸胀痛，或有血精，茎中痒痛，尿黄混浊，尿后余沥。
刮痧：用角刮法刮拭中极穴30次，可不出痧。

③肝气郁滞 + 太冲

典型特征：阳痿不举，或举而不坚，或性欲淡漠，伴忧愁烦恼，悲观失望，胸闷叹气，胁痛，腹胀。
刮痧：用角刮法刮拭太冲穴30次，以出痧为度。

✚ 老中医经验方

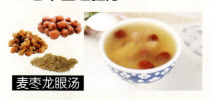

麦枣龙眼汤

- 取浮小麦15克，红枣25克，甘草15克，龙眼肉15克，煲汤，趁热饮用。
- 本品可治疗心脾两虚阳痿。

柴胡白术炖乌龟

- 取乌龟500克，白术、柴胡各5克，姜片、葱段各少许，煲汤，趁热饮用。
- 本品可治疗肝气郁滞阳痿。

两性病症 08

遗精

一周遗精数次或一日数次，伴有精神萎靡、腰酸腿软、心慌、气喘等。

遗精
刮痧疗法扫扫看

【病症简介】

遗精是指无性交而精液自行外泄的一种男性疾病。睡眠时精液外泄者为梦遗；清醒时精液外泄者为滑精，无论是梦遗还是滑精都统称为遗精。一般成年男性一周不超过 1 次属正常的生理现象。

刮痧手法

01 关元（角刮法）

用角刮法刮拭关元穴 30 次，力度适中，以出痧为度。

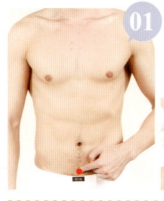

『穴位定位』

位于下腹部，前正中线上，当脐中下 3 寸。

神门（角刮法）

用角刮法刮拭神门穴 30 次，力度适中，以皮肤潮红为度。

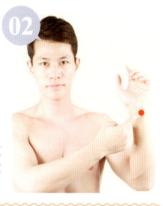

『穴位定位』

位于腕部，腕掌侧横纹尺侧端，尺侧腕屈肌腱的桡侧凹陷处。

03 三阴交（角刮法）

用角刮法刮拭三阴交穴 30 次，力度稍重，以出痧为度。

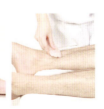

『穴位定位』

位于小腿内侧，当足内踝尖上 3 寸，胫骨内侧缘后方。

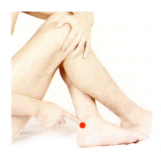 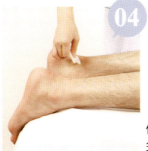

04 太溪（角刮法）

用角刮法刮拭太溪穴30次，力度稍重，以出痧为度。

『穴位定位』

位于足内侧，内踝后方，当内踝尖与跟腱之间的凹陷处。

【功效解析】

关元可培肾固本、补气回阳；神门可益心安神、通经活络；三阴交可健脾理血、益肾平肝；太溪可滋阴益肾、壮阳强腰。四穴搭配刮痧，可加强益肾固精、培元固本之功，缓解遗精，改善腰膝酸软、气喘。

随证加穴刮痧

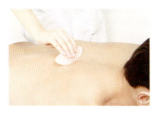 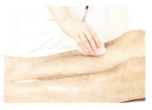 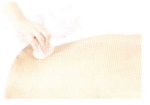

①心肾不交+心俞

典型特征： 梦中遗精，心中烦热，夜寐不宁，头晕目眩，体疲乏力，心悸怔忡，小便短赤。

刮痧： 用面刮法刮拭心俞穴30次，以出痧为度。

②湿热下注+阴陵泉

典型特征： 遗精频作，小便热赤浑浊，或溺涩不爽，口苦口干，心烦少寐，大便溏而后重，腹脘痞闷。

刮痧： 用角刮法刮拭阴陵泉穴30次，以出痧为度。

③肾精亏损+肾俞

典型特征： 梦遗频作，甚至滑精，精神萎靡，头晕目眩，面色少华，耳鸣健忘，失眠盗汗，腰膝酸软。

刮痧： 用面刮法刮拭肾俞穴30次，以出痧为度。

✚ 老中医经验方

 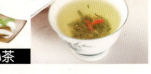

山茱萸补骨脂排骨汤

莲心茶

- 取大骨600克，山茱萸15克，补骨脂7克，煲汤，趁热饮用。
- 本品可治疗肾精亏损遗精。

- 取莲子心10克，白糖少许，开水泡茶，趁热饮用。
- 本品可治疗心肾不交遗精。

两性病症 09

阴囊潮湿

症状　阴囊糜烂、潮湿、瘙痒，小便不利，遗精，阳痿等。

【病症简介】

阴囊潮湿是由脾虚肾虚、药物过敏、缺乏维生素、真菌滋生等引起的一种男性特有的皮肤病，可分为急性期、亚急性期、慢性期三个过程。中医认为，风邪、湿邪、热邪、血虚、虫淫等为致病的主要原因。

刮痧手法

01 肺俞（面刮法）

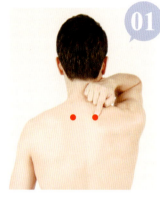

用面刮法从上往下刮拭肺俞穴10～15次，以出痧为度。

『穴位定位』

位于背部，当第三胸椎棘突下，旁开1.5寸。

心俞（面刮法）

用面刮法从上往下刮拭心俞穴10～15次，以出痧为度。

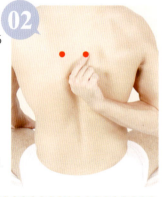

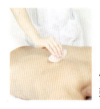

『穴位定位』

位于背部，当第五胸椎棘突下，旁开1.5寸。

03 肝俞（面刮法）

用面刮法从上往下刮拭肝俞穴10～15次，以出痧为度。

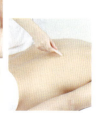

『穴位定位』

位于背部，当第九胸椎棘突下，旁开1.5寸。

【病症简介】

在已婚夫妇中发生不育者有15%，多由于男性内分泌疾病、生殖道感染、男性性功能障碍等引起。中医学认为，本病因肾精亏虚、气血不足、肝郁血瘀和湿热下注等因素导致。

两性病症 10 不育症

症状：非女方原因，婚后2年未避孕而无子女，平时腰膝酸软、遗精、阳痿等。

刮痧手法

脾俞（面刮法） 01

用面刮法刮拭脾俞穴10～15次，至出现痧斑、痧痕为止。

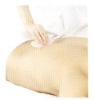

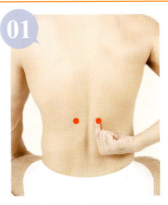

『穴位定位』

位于背部，当第十一胸椎棘突下，旁开1.5寸。

命门（面刮法） 02

用面刮法刮拭命门穴10～15次，至出现痧斑、痧痕为止。

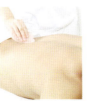

『穴位定位』

位于腰部，当后正中线上，第二腰椎棘突下凹陷中。

三阴交（角刮法） 03

用角刮法刮拭三阴交穴30次，力度稍重，至出现痧痕为止。

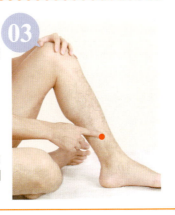

『穴位定位』

位于小腿内侧，当足内踝尖上3寸，胫骨内侧缘后方。

不育症 刮痧疗法扫扫看

两性病症 11

月经不调

症状：月经提前、延后或经期紊乱，经量、经质、经色异常等。

.月经不调
刮痧疗法扫扫看

【病症简介】

月经是机体由于受垂体前叶及卵巢内分泌激素的调节而呈现的有规律的周期性子宫内膜脱落现象。月经不调是指月经的周期、经色、经量、经质发生了改变。如垂体前叶或卵巢功能异常，就会发生月经不调。

刮痧手法

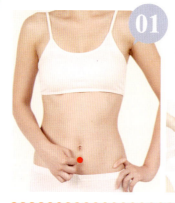

01 气海（角刮法）

用角刮法刮拭气海穴 20~30 次，力度轻柔，刮至不再出现新痧为止。

『穴位定位』
位于下腹部，前正中线上，当脐中下 1.5 寸。

关元（角刮法）

用角刮法刮拭关元穴 20~30 次，力度轻柔，刮至不再出现新痧为止。

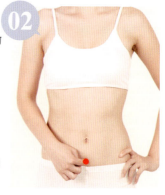

『穴位定位』
位于下腹部，前正中线上，当脐中下 3 寸。

---

03 中极（角刮法）

用角刮法刮拭中极穴 20~30 次，力度轻柔，刮至不再出现新痧为止。

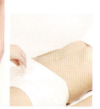

『穴位定位』
位于下腹部，前正中线上，当脐中下 4 寸。

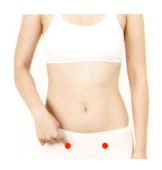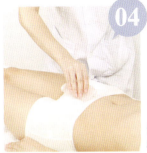

04 子宫（面刮法）

用面刮法刮拭子宫穴20～30次，力度轻柔，刮至不再出现新痧为止。

『穴位定位』

位于下腹部，当脐中下4寸，中极旁开3寸。

【功效解析】

气海可益气助阳、调经固经；关元可培肾固本、补气回阳；中极可益肾兴阳、通经止带；子宫可调经止带、理气升阳。四穴搭配刮痧，可加强调经止带、补气理气之功，缓解月经不调，改善白带异常、痛经等病症。

随证加穴刮痧

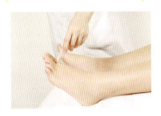 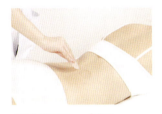 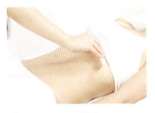

①实热证 + 行间

典型特征： 经血色深红、质稠，兼口渴欲饮。

刮痧： 用角刮法从上往下刮拭行间穴20～30次，力度适中，以出痧为度。

②寒凝证 + 命门

典型特征： 经血色暗红，有血块，兼小腹冷痛。

刮痧： 用角刮法从上往下刮拭命门穴20～30次，力度适中，以出痧为度。

③肝郁证 + 期门

典型特征： 经血色暗，少腹胀痛拒按，或胸胁乳房胀痛。

刮痧： 用面刮法从上往下刮拭期门穴20～30次，以潮红、发热为度。

➕ 老中医经验方

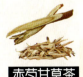

赤芍甘草茶

- 取赤芍15克，甘草20克，煎水，趁热饮用。
- 本品可治疗实热月经不调。

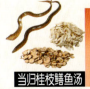

当归桂枝鳝鱼汤

- 取鳝鱼500克，红枣26克，当归10克，桂枝10克，煲汤，趁热饮用。
- 本品可治疗寒凝月经不调。

两性病症 12

痛经

症状

妇女在月经前后或经期，出现下腹部或腰骶部剧烈疼痛，严重时伴有恶心、呕吐等。

痛经：刮痧疗法扫扫看

【病症简介】

痛经，又称经行腹痛，指每值经期或行经前后出现少腹疼痛难忍的病症。多由受寒饮冷、情志郁结或禀赋不足等，导致气血运行不畅所致。现代医学认为本病与生殖器局部病变、内分泌及精神等因素有关。

刮痧手法

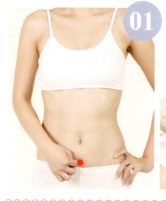

01 关元（面刮法）

用面刮法从上往下刮拭关元穴 30 次，以出痧为度。

『穴位定位』

位于下腹部，前正中线上，当脐中下 3 寸。

02 足三里（角刮法）

用角刮法刮拭足三里穴 30 次，以皮肤潮红、出痧为度。

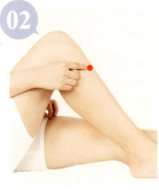

『穴位定位』

位于小腿前外侧，当犊鼻下 3 寸，距胫骨前缘一横指（中指）。

03 三阴交（角刮法）

用角刮法刮拭三阴交穴 30 次，以皮肤潮红、出痧为度。

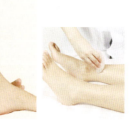

『穴位定位』

位于小腿内侧，当足内踝尖上 3 寸，胫骨内侧缘后方。

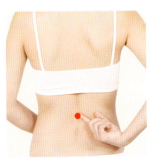 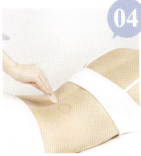

04 命门（角刮法）

用角刮法刮拭命门穴30次，以出痧为度。

『穴位定位』

位于腰部，当后正中线上，第二腰椎棘突下凹陷中。

【功效解析】

关元可培肾固本、补气回阳；足三里可扶正培元、调理气血；三阴交可健脾理血、益肾平肝；命门可培元补肾、强健腰脊。四穴搭配刮痧，可加强固本培元、调经止痛之功，缓解痛经，改善下腹疼痛、坠胀等病症。

随证加穴刮痧

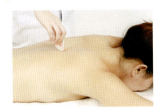 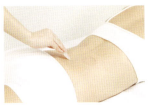 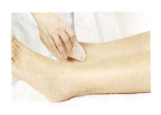

①气滞血瘀 + 膈俞

典型特征： 经前或经期小腹胀痛拒按，经血色紫，有血块，兼乳房胀痛。

刮痧： 用角刮法刮拭膈俞穴30次，以出痧为度。

②寒凝血瘀 + 腰阳关

典型特征： 小腹冷痛拒按，得热痛减，月经量少色暗。

刮痧： 用角刮法刮拭腰阳关穴30次，力度适中，以出痧为度。

③肾气亏虚 + 太溪

典型特征： 经后小腹绵绵作痛，兼月经色暗、量少，腰骶酸痛。

刮痧： 用角刮法刮拭太溪穴30次，以出痧为度。

✚ 老中医经验方

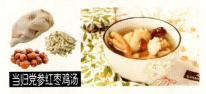 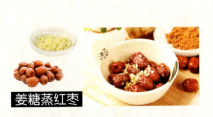

当归党参红枣鸡汤

- 取当归9克，党参9克，红枣6枚，土鸡块200克，煲汤，趁热饮用。
- 本品可治疗气滞血瘀痛经。

姜糖蒸红枣

- 取红枣150克，姜末6克，红糖适量，蒸制，趁热食用。
- 本品可治疗寒凝血瘀痛经。

两性病症 13

崩漏

症状 下血不止,面色苍白或萎黄,下腹坠胀、疼痛等。

【病症简介】

崩漏相当于西医的功能性子宫出血,是指妇女非周期性子宫出血,其发病急骤,暴下如注,大量出血者为"崩";病势缓,出血量少,淋漓不绝者为"漏"。

刮痧手法

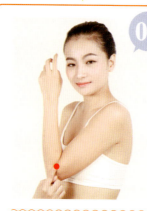

01 曲池（角刮法）

用角刮法刮拭曲池穴30次,力度适中,以出痧为度。

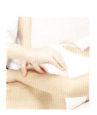

『穴位定位』

位于肘横纹外侧端,屈肘,当尺泽与肱骨外上髁连线中点。

血海（面刮法）

用面刮法刮拭血海穴30次,至皮肤发红,皮下紫色痧斑、痧痕形成为止。

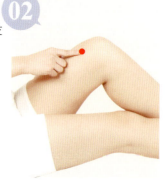

『穴位定位』

屈膝,位于大腿内侧,髌底内侧端上2寸。

03 三阴交（面刮法）

用面刮法刮拭三阴交穴30次,至皮肤发红,皮下紫色痧斑、痧痕形成为止。

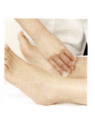

『穴位定位』

位于小腿内侧,当足内踝尖上3寸,胫骨内侧缘后方。

崩漏·刮痧疗法扫扫看

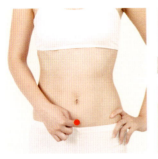
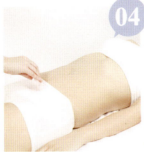

04 关元（面刮法）

用面刮法刮拭关元穴 30 次，以出痧为度。

『穴位定位』

位于下腹部，前正中线上，当脐中下 3 寸。

【功效解析】

曲池可清邪热、调气血；血海可调经统血、健脾化湿；三阴交可健脾理血、益肾平肝；关元可培肾固本、补气回阳。四穴搭配刮痧，可加强清热化湿、调理气血之功，缓解崩漏，改善下血不止、小腹坠胀等病症。

随证加穴刮痧

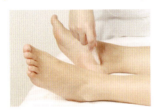
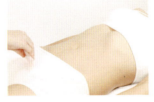
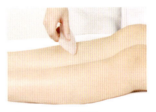

①血热证 + 水泉

典型特征： 血色深红，血质黏稠，气味臭秽，口干喜饮。

刮痧： 用角刮法刮拭水泉穴 30 次，以出痧为度。

②湿热证 + 中极

典型特征： 量多，色紫红而黏腻，带下量多，色黄臭秽，阴痒。

刮痧： 用角刮法刮拭中极穴 30 次，以出痧为度。

③血瘀证 + 地机

典型特征： 漏下不止，突然下血甚多，色紫红而黑，有块，小腹疼痛拒按，下血后痛减。

刮痧： 用面刮法刮拭地机穴 30 次，以出痧为度。

✚ 老中医经验方

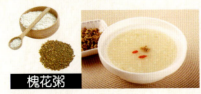

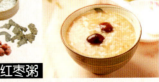

槐花粥

- 取水发大米 170 克，槐花 10 克，煲粥，趁热食用。
- 本品可清热凉血，治疗实热崩漏。

三七红枣粥

- 取三七粉 2 克，红枣 8 克，大米 200 克，煲粥，趁热食用。
- 本品可散瘀止血，治疗血瘀崩漏。

两性病症 14

白带异常

症状：带下量明显增多，色、质、气味异常，或伴有阴部及全身症状等。

【病症简介】

白带异常指阴道分泌多量或少量的白色分泌物，有臭味及异味，色泽异常，常与生殖系统局部炎症、肿瘤或身体虚弱等因素有关。中医学认为本病多因湿热下注或气血亏虚，致带脉失约，冲任失调而成。

刮痧手法

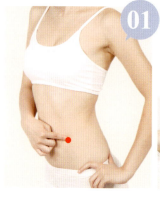

01 带脉（角刮法）

用角刮法刮拭带脉穴 30 次，以潮红、出痧为度。

『穴位定位』

位于侧腹部，章门下 1.8 寸，当第十一肋骨游离端下方垂线与脐水平线的交点上。

气海（面刮法）

用面刮法刮拭气海穴 30 次，以潮红、出痧为度。

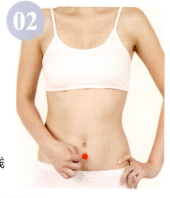

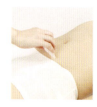

『穴位定位』

位于下腹部，前正中线上，当脐中下 1.5 寸。

03 关元（面刮法）

用面刮法刮拭关元穴 30 次，以潮红、出痧为度。

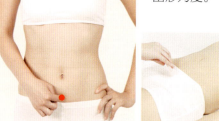

『穴位定位』

位于下腹部，前正中线上，当脐中下 3 寸。

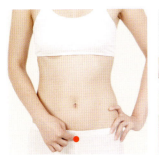 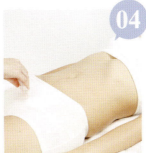

04 中极（角刮法）

用角刮法刮拭中极穴30次，以潮红、出痧为度。

『穴位定位』

位于下腹部，前正中线上，当脐中下4寸。

【功效解析】

带脉可健脾利湿、调经止带；气海可益气助阳、调经固经；关元可补气回阳、清热利湿；中极可益肾兴阳、通经止带。四穴搭配刮痧，可加强燥湿止带、行气调经之功，缓解白带异常，改善下腹坠胀、月经不调。

随证加穴刮痧

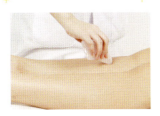 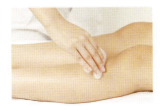 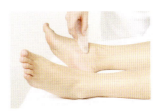

①湿热下注 + 阴陵泉

典型特征： 带下量多，色黄或黄白，质黏腻，有臭味，或小腹作痛，或带下色白质黏如豆腐渣状。

刮痧： 用角刮法刮拭阴陵泉穴30次，以出痧为度。

②脾气虚弱 + 足三里

典型特征： 带下色白或淡黄，质黏稠，无臭味，绵绵不断，面色萎黄，四肢欠温，精神疲倦。

刮痧： 用面刮法刮拭足三里穴30次，以出痧为度。

③肾气亏虚 + 照海

典型特征： 白带清冷，量多，质稀薄，终日淋漓不断，腰酸如折，小腹冷感，小便频数清长，夜间尤甚。

刮痧： 用角刮法刮拭照海穴30次，以出痧为度。

✚ 老中医经验方

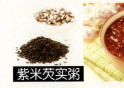 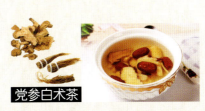

紫米芡实粥

- 取水发紫米80克，水发芡实40克，煲粥，趁热食用。
- 本品可治疗肾气亏虚白带异常。

党参白术茶

- 取白术15克，黄芪15克，党参15克，红枣20克，煎水，趁热饮用。
- 本品可治疗脾气虚弱白带异常。

两性病症 15 慢性盆腔炎

【病症简介】

慢性盆腔炎指的是女性内生殖器官、周围结缔组织及盆腔腹膜发生慢性炎症，反复发作，经久不愈。常因为急性炎症治疗不彻底或因患者体质差，病情迁移所致，当机体抵抗力下降时可诱发急性发作。

症状：下腹坠痛或腰骶部酸痛、拒按，伴有低热、白带多、月经多等。

刮痧手法

01 腰阳关（面刮法）

用面刮法刮拭腰阳关穴30次，力度稍重，至皮肤发红，皮下紫色痧斑、痧痕形成为止。

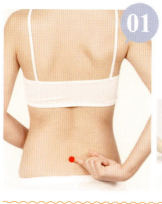

『穴位定位』

位于腰部，当后正中线上，第四腰椎棘突下凹陷中。

02 天枢（面刮法）

用面刮法刮拭天枢穴30次，至皮肤发红，皮下紫色痧斑、痧痕形成为止。

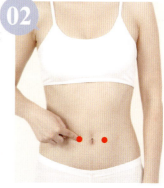

『穴位定位』

位于腹中部，距脐中2寸处。

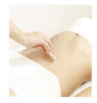

03 关元（面刮法）

用面刮法刮拭关元穴30次，至皮肤发红，皮下紫色痧斑、痧痕形成为止。

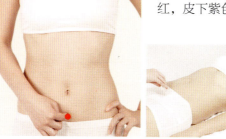

『穴位定位』

位于下腹部，前正中线上，当脐中下3寸。

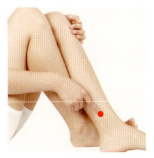 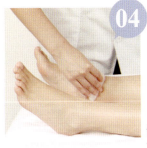

04 三阴交（面刮法）

用面刮法刮拭三阴交穴30次，以出痧为度。

『穴位定位』

位于小腿内侧，当足内踝尖上3寸，胫骨内侧缘后方。

【功效解析】

腰阳关可祛寒除湿、舒筋活络；天枢可理气化滞、和营调经；关元可培肾固本、补气回阳、清热利湿；三阴交可健脾理血、益肾平肝。四穴搭配刮痧，可加强理气和血、培元固本之功，缓解慢性盆腔炎。

随证加穴刮痧

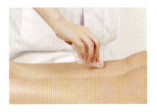 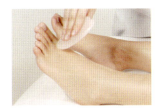 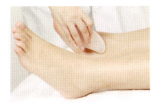

①湿热下注 + 阴陵泉

典型特征： 经行前后发热，下腹部疼痛拒按，带色黄或臭，小便黄赤涩痛，大便不调。

刮痧： 用角刮法刮拭阴陵泉穴30次，以出痧为度。

②气滞血瘀 + 太冲

典型特征： 下腹部疼痛拒按，或有低热，腰骶酸痛，痛经，经前乳胀，月经失调，盆腔有包块。

刮痧： 用角刮法刮拭太冲穴30次，以出痧为度。

③肾气亏虚 + 太溪

典型特征： 盆腔慢性炎症迁延多年，腰骶酸痛，经行加剧，倦怠乏力，头晕目眩，纳少便溏。

刮痧： 用角刮法刮拭太溪穴30次，以出痧为度。

✚ 老中医经验方

 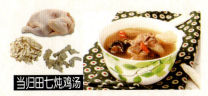

芹菜车前草汤

- 取芹菜90克，车前草10克，煲汤，趁热饮用。
- 本品可治疗湿热下注慢性盆腔炎。

当归田七炖鸡汤

- 取当归、田七、怀山药、枸杞各9克，土鸡块150克，煲汤，趁热饮用。
- 本品可治疗气滞血瘀慢性盆腔炎。

两性病症 16

子宫脱垂

症状

腹部下坠、腰酸，或尿频、尿潴留等。严重者会出现排尿困难，

子宫脱垂刮痧疗法扫扫看

【病症简介】

子宫脱垂又名子宫脱出，本病是指子宫从正常位置沿阴道向下移位的病症。其病因为支托子宫及盆腔脏器之组织损伤或失去支托力，以及骤然或长期增加腹压所致。

刮痧手法

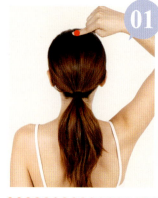

01 百会（面刮法）

用面刮法刮拭百会穴30次，由浅入深缓慢地着力，逐渐加重，以有明显酸麻胀痛感为度。

『穴位定位』

位于头部，当前发际正中直上5寸，或两耳尖连线的中点处。

气海（角刮法）

用角刮法刮拭气海穴20～30次，由轻渐重，刮至不再出现新痧为止。

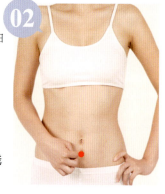

02

『穴位定位』

位于下腹部，前正中线上，当脐中下1.5寸。

03 关元（角刮法）

用角刮法刮拭关元穴20～30次，由轻渐重，刮至不再出现新痧为止。

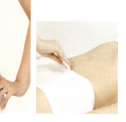

『穴位定位』

位于下腹部，前正中线上，当脐中下3寸。

【病症简介】

急性乳腺炎大多是由金黄色葡萄球菌引起的急性化脓性感染。此病多发生于哺乳期妇女,特别是初产妇,大多数有乳头损伤、皲裂或积乳病史。发病后比较痛苦,而且组织破坏易引起乳房变形,影响喂奶。

两性病症 17

急性乳腺炎

症状:乳房胀痛、畏寒、发热,局部红、肿、热、痛,可触及硬块。

刮痧手法

01 肩井(面刮法)

用面刮法刮拭肩井穴1~3分钟,力度适中,至皮肤发红,皮下紫色痧斑、痧痕形成为止。

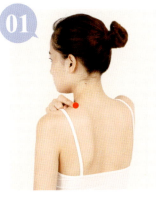

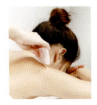

『穴位定位』
位于肩上,前直乳中,当大椎与肩峰端连线的中点上。

02 天宗(面刮法)

用面刮法刮拭天宗穴1~3分钟,力度适中,至皮肤发红,皮下紫色痧斑、痧痕形成为止。

『穴位定位』
位于肩胛部,当冈下窝中央凹陷处,与第四胸椎相平。

03 乳根(面刮法)

用面刮法刮拭乳根穴1~3分钟,力度适中,至皮肤发红,皮下紫色痧斑、痧痕形成为止。

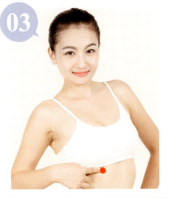

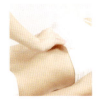

『穴位定位』
位于胸部,当乳头直下,乳房根部,第五肋间隙,距前正中线4寸。

急性乳腺炎 刮痧疗法扫看

两性病症 18

乳腺增生

症状 乳房疼痛，可触及肿块，乳房溢液等。

【病症简介】

乳腺增生是女性最常见的乳房疾病，其发病率占乳腺疾病的首位。乳腺增生是指正常乳腺小叶生理性增生与复旧不全，乳腺正常结构出现紊乱，它是既非炎症又非肿瘤的一类病。

刮痧手法

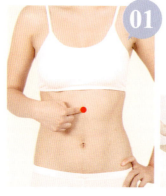

01 中脘（角刮法）

用角刮法从上往下刮拭中脘穴 30 次，力度轻柔，以出痧为度。

『穴位定位』

位于上腹部，前正中线上，当脐中上 4 寸。

期门（面刮法） 02

用面刮法刮拭期门穴 30 次，力度适中，以潮红、出痧为度。

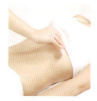

『穴位定位』

位于胸部，当乳头直下，第六肋间隙，前正中线旁开 4 寸。

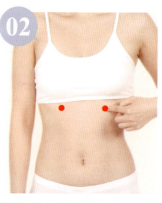

03 阳陵泉（面刮法）

用面刮法从上往下刮拭阳陵泉穴 1～3 分钟，至皮肤发红，皮下紫色痧斑、痧痕形成为止。

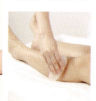

『穴位定位』

位于小腿外侧，当腓骨头前下方凹陷处。

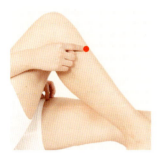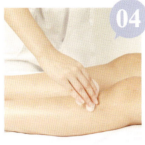

04 足三里（面刮法）

用面刮法从上往下刮拭足三里穴1~3分钟，至皮肤发红，皮下紫色痧斑、痧痕形成为止。

『穴位定位』

位于小腿前外侧，当犊鼻下3寸，距胫骨前缘一横指（中指）。

【功效解析】

中脘可理气和胃、化湿降逆；期门可健脾疏肝、理气活血；阳陵泉可疏肝利胆、舒筋活络；足三里可通经活络、调理气机。四穴搭配刮痧，可加强行气散结、疏肝健脾之功，缓解乳腺增生，改善乳房胀痛、溢液。

随证加穴刮痧

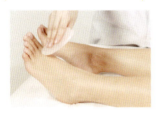 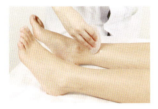 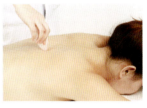

①肝郁气滞 + 太冲

典型特征：忧郁寡欢，心烦易躁，两侧乳房胀痛，可扪及肿块，其肿块常随情志波动而消长。

刮痧：用角刮法刮拭太冲穴30次，以出痧为度。

②阴虚火旺 + 三阴交

典型特征：形体消瘦，乳房肿块多个，胀痛且伴烧灼感，同时可见头晕耳鸣，午后潮热，虚烦不寐。

刮痧：用角刮法刮拭三阴交穴30次，以出痧为度。

③痰瘀凝滞 + 膈俞

典型特征：乳房结块经久难消，胀痛或刺痛，触之肿块质地较硬，活动度较差，平时痰多，质黏稠。

刮痧：用角刮法刮拭膈俞穴30次，以出痧为度。

✚ 老中医经验方

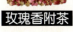
玫瑰香附茶

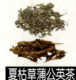

夏枯草蒲公英茶

- 取玫瑰花1克，香附3克，开水泡茶，趁热饮用。
- 本品可治疗肝郁气滞乳腺增生。

- 取夏枯草7克，蒲公英5克，煎水，趁热饮用。
- 本品可治疗阴虚火旺乳腺增生。

两性病症 19

妊娠呕吐

症状 恶心、呕吐、择食，伴有全身乏力、精神萎靡、心悸气促等。

【病症简介】

妊娠呕吐是指怀孕后 2～3 个月出现的恶心、呕吐，一般在清晨空腹时较重。多因早孕时绒毛膜促性腺素功能旺盛，使胃酸减少，胃蠕动减弱，植物神经系统功能紊乱，副交感神经兴奋过强所致。

刮痧手法

01 中脘（面刮法）

用面刮法从上往下刮拭中脘穴 30 次，力度适中，以潮红、出痧为度。

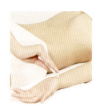

『穴位定位』

位于上腹部，前正中线上，当脐中上 4 寸。

内关（角刮法）

用角刮法刮拭内关穴 30 次，力度适中，以潮红、出痧为度。

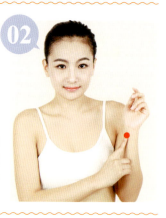

『穴位定位』

位于前臂掌侧，当曲泽与大陵的连线上，腕横纹上 2 寸，掌长肌腱与桡侧腕屈肌腱之间。

03 足三里（面刮法）

用面刮法刮拭足三里穴 30 次，力度适中，以潮红、出痧为度。

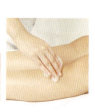

『穴位定位』

位于小腿前外侧，当犊鼻下 3 寸，距胫骨前缘一横指（中指）。

【病症简介】

产后缺乳是指产后乳汁分泌量少，不能满足婴儿需要的一种症状。中医认为本病多因素体虚弱，或产期失血过多，以致气血亏虚，乳汁化源不足，或情志失调，气机不畅，乳汁壅滞不行所致。

刮痧手法

膻中（角刮法）

用角刮法刮拭膻中穴30次，力度适中，以潮红、出痧为度。

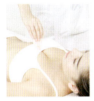
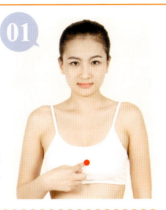

『穴位定位』

位于胸部，当前正中线上，平第四肋间，两乳头连线的中点。

乳根（面刮法）

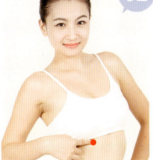

用面刮法刮拭乳根穴30次，力度适中，以出痧为度。

『穴位定位』

位于胸部，当乳头直下，乳房根部，第五肋间隙，距前正中线4寸。

期门（面刮法）

用面刮法刮拭期门穴30次，力度适中，以出痧为度。

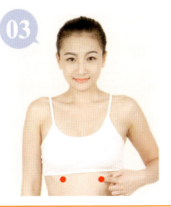

『穴位定位』

位于胸部，当乳头直下，第六肋间隙，前正中线旁开4寸。

产后缺乳

两性病症 20

症状 产妇哺乳时乳汁缺乏或全无，不足以甚或不能喂养婴儿。

产后缺乳刮痧疗法扫扫看

175

两性病症 21 产后腹痛

症状：小腹部疼痛，伴有恶露量增多，有血块、臭味等。

【病症简介】

产后腹痛是指女性分娩后下腹部疼痛，是属于分娩后的一种正常现象，一般疼痛 2～3 天，而后疼痛自然消失，多则一周以内消失。现代医学认为产后腹痛主要是产后的子宫收缩痛及子宫神经痛。

刮痧手法

01 关元（面刮法）

用面刮法刮拭关元穴 30 次，力度适中，以出痧为度。

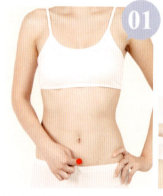

『穴位定位』

位于下腹部，前正中线上，当脐中下 3 寸。

02 中极（角刮法）

用角刮法刮拭中极穴 30 次，力度适中，以出痧为度。

『穴位定位』

位于下腹部，前正中线上，当脐中下 4 寸。

03 足三里（面刮法）

用面刮法刮拭足三里穴 30 次，力度适中，以潮红、出痧为度。

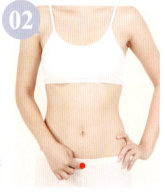

『穴位定位』

位于小腿前外侧，当犊鼻下 3 寸，距胫骨前缘一横指（中指）。

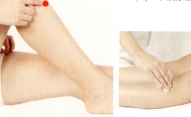

产后腹痛刮痧疗法扫扫看

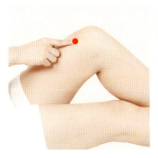 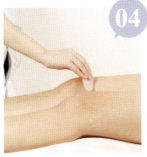

04 血海（面刮法）

用面刮法刮拭血海穴30次，力度微重，以出痧为度。

『穴位定位』

屈膝，位于大腿内侧，髌底内侧端上2寸，当股四头肌内侧头的隆起处。

【功效解析】

关元可培肾固本、补气回阳、清热利湿；中极可益肾兴阳、通经止带；足三里可理脾胃、调气血、补虚乏；血海可调经统血、健脾化湿。四穴搭配刮痧，可加强行气活血、通络止痛之功，缓解产后腹痛。

随证加穴刮痧

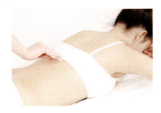 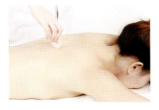 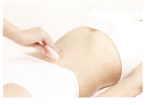

①血虚腹痛＋脾俞

典型特征：小腹隐痛，恶露量少色淡，体倦畏寒，头晕，耳鸣。

刮痧：用面刮法刮拭脾俞穴30次，力度适中，以出痧为度。

②血瘀腹痛＋膈俞

典型特征：少腹胀痛，或可摸及硬块，恶露涩滞，量少色暗而夹有瘀块。

刮痧：用角刮法刮拭膈俞穴30次，力度适中，以出痧为度。

③寒凝腹痛＋阴交

典型特征：小腹冷痛拒按，得热稍减，恶露难下，面色青白，四肢不温。

刮痧：用角刮法刮拭阴交穴30次，力度适中，以出痧为度。

✚ 老中医经验方

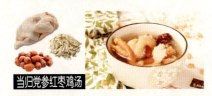

当归党参红枣鸡汤

- 取当归12克，党参12克，红枣6枚，土鸡块200克，煲汤，趁热饮用。
- 本品可治疗血虚产后腹痛。

川芎枸杞红枣鸡汤

- 取川芎12克，红枣6枚，枸杞9克，土鸡块200克，煲汤，趁热饮用。
- 本品可治疗血瘀产后腹痛。

两性病症 22

更年期综合征

症状：月经紊乱不规则，伴潮热、心悸、胸闷、烦躁不安、失眠等。

更年期综合征刮痧疗法扫扫看

【病症简介】

更年期综合征是指女性从生育期向老年期过渡期间，因卵巢功能逐渐衰退，导致人体雌激素分泌量减少，从而引起植物神经功能失调，代谢障碍为主的一系列疾病，多发于45岁以上的女性。

刮痧手法

01 太阳（角刮法）

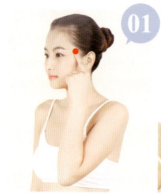

用角刮法刮拭太阳穴3~5分钟，力度轻柔，以潮红为度。

『穴位定位』

位于颞部，当眉梢与目外眦之间，向后约一横指的凹陷处。

02 命门（面刮法）

用面刮法刮拭命门穴1~3分钟，力度微重，以出痧为度。

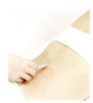

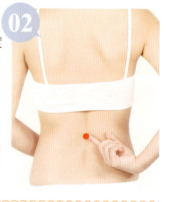

『穴位定位』

位于腰部，当后正中线上，第二腰椎棘突下凹陷中。

03 肾俞（面刮法）

用面刮法刮拭肾俞穴1~3分钟，力度微重，以出痧为度。

『穴位定位』

位于腰部，当第二腰椎棘突下，旁开1.5寸。

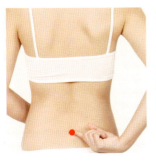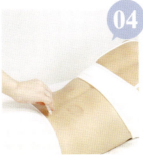

04 腰阳关（面刮法）

用面刮法刮拭腰阳关穴 1~3 分钟，力度微重，以出痧为度。

『穴位定位』

位于腰部，当后正中线上，第四腰椎棘突下凹陷中。

【功效解析】

太阳可清肝明目、通络止痛；命门可培元补肾、强健腰脊；肾俞可益肾助阳、强腰利水；腰阳关可祛寒除湿、舒筋活络。四穴搭配刮痧，可加强调理肝肾、疏经活络、安神之功，缓解更年期综合征。

随证加穴刮痧

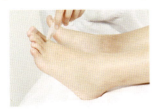 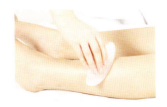 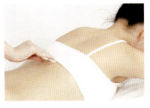

①肝阳上亢 + 行间

典型特征： 头晕目眩，心烦易怒，烘热汗出，腰膝酸软，经来量多。

刮痧： 用角刮法刮拭行间穴 30 次，力度适中，以出痧为度。

②痰气郁结 + 丰隆

典型特征： 形体肥胖，胸闷痰多，脘腹胀满，食少，水肿，大便不成形。

刮痧： 用面刮法刮拭丰隆穴 30 次，力度适中，以出痧为度。

③气血虚弱 + 脾俞

典型特征： 乳少汁稀，兼面色苍白、倦怠乏力、饮食欠佳。

刮痧： 用面刮法刮拭脾俞穴 30 次，力度适中，以出痧为度。

✚ 老中医经验方

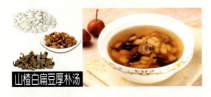 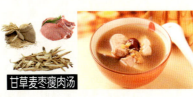

山楂白扁豆厚朴汤

- 取白扁豆 100 克，山楂干 20 克，厚朴 15 克，煲汤，趁热饮用。
- 本品可治疗痰气郁结更年期综合征。

甘草麦枣瘦肉汤

- 取小麦 35 克，瘦肉块 150 克，红枣 15 克，甘草 5 克，煲汤，趁热饮用。
- 本品可治疗气血虚弱更年期综合征。

两性病症 23 不孕症

症状：非男方原因，婚后3年未避孕而无子女，平时腰膝酸软、月经不调等。

【病症简介】

不孕症是指夫妇同居而未避孕，经过较长时间而不怀孕。临床上分原发性不孕和继发性不孕两种。同居3年以上未受孕者，称原发性不孕；婚后曾有过妊娠，相距3年以上未受孕者，称继发性不孕。

刮痧手法

01 关元（角刮法）

用角刮法刮拭关元穴20次，以局部皮肤潮红为度。

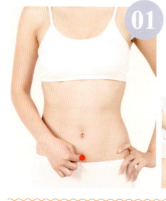

『穴位定位』位于下腹部，前正中线上，当脐中下3寸。

02 子宫（面刮法）

用面刮法刮拭子宫穴20次，以局部皮肤潮红为度。

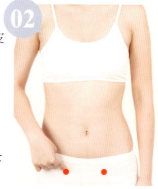

『穴位定位』位于下腹部，当脐中下4寸，中极旁开3寸。

03 地机（面刮法）

用面刮法从上往下刮拭地机穴20～30次，至不再出现新痧为止。

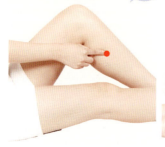

『穴位定位』位于小腿内侧，当内踝尖与阴陵泉的连线上，阴陵泉下3寸。

每个孩子都是父母的掌中宝,孩子能够健康地长大成人是父母的最大愿望,但是孩子脏腑娇嫩,容易生病,且害怕打针吃药。刮痧疗法绿色健康,安全无毒副作用,可以让孩子免受打针、吃药之苦。本章详解了22种小儿易患病症的刮痧理疗方法,让父母用双手为孩子撑起一把保护伞。

PART 7 茁壮成长,"刮"走小儿不适

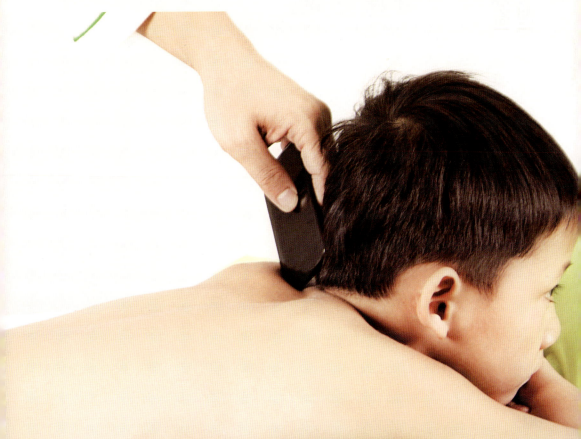

小儿病症 01

小儿感冒

症状：发热、恶寒、鼻塞、流涕、喷嚏、咳嗽、咽红、不安、食欲不振等。

小儿感冒刮痧疗法扫扫看

【病症简介】

小儿感冒即为小儿上呼吸道急性感染，简称上感。大部分患儿感冒是以病毒入侵为主，也可能是支原体或细菌感染。任何年龄皆可患病，但幼儿和体质虚弱的小儿更容易发病。

刮痧手法

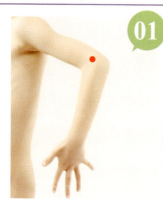

01 曲池（角刮法）

用角刮法从上往下刮拭曲池穴1~2分钟，力度适中，可不出痧。

『穴位定位』

位于肘横纹外侧端，屈肘，当尺泽与肱骨外上髁连线的中点。

尺泽（角刮法） 02

用角刮法从上往下刮拭尺泽穴1~2分钟，力度适中，可不出痧。

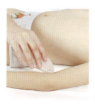

『穴位定位』

位于肘横纹中，肱二头肌腱桡侧凹陷处。

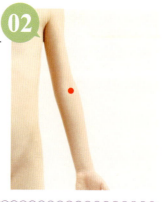

03 外关（角刮法）

用角刮法从上往下刮拭外关穴1~2分钟，力度适中，可不出痧。

『穴位定位』

位于前臂背侧，当阳池与肘尖的连线上，腕背横纹上2寸，尺骨与桡骨之间。

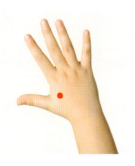
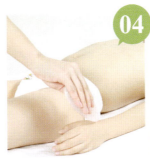

04 合谷（角刮法）

用角刮法从上往下刮拭合谷穴1~2分钟，力度适中，可不出痧。

『穴位定位』

位于手背，第一、二掌骨间，当第二掌骨桡侧的中点处。

【功效解析】

曲池可清热和营、降逆活络；尺泽可清肺泻火、通络止痛；外关可清热解表、通经活络；合谷可疏风解表、清泄肺气。四穴搭配刮痧，可加强疏风解表、退热镇咳之功，缓解小儿感冒症状，改善发热、咳嗽等病症。

随证加穴刮痧

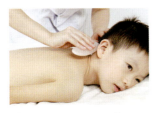
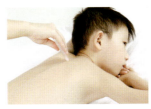
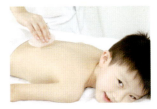

①风寒感冒 + 风池

典型特征： 发热恶寒，无汗，鼻塞流涕，咳嗽，头身疼痛，关节酸痛。
刮痧： 用角刮法刮拭风池穴20次，力度适中，以出痧为度。

②风热感冒 + 大椎

典型特征： 鼻塞不通，流浊涕，咽干而痒，发热重，恶寒，微有汗出。
刮痧： 用角刮法刮拭大椎穴20次，力度适中，以出痧为度。

③体虚感冒 + 肾俞

典型特征： 易感受外邪，甚至感冒尚未痊愈，又发第二次感冒，反复不已。
刮痧： 用面刮法刮拭肾俞穴20次，力度适中，以出痧为度。

✚ 老中医经验方

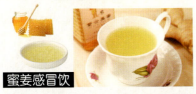
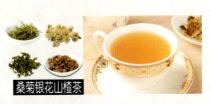

蜜姜感冒饮

- 取姜汁30毫升，蜂蜜少许，温开水泡茶，趁热饮用。
- 本品可治疗风寒小儿感冒。

桑菊银花山楂茶

- 取桑叶7克，山楂干15克，菊花、金银花各5克，煎水，趁热饮用。
- 本品可治疗风热小儿感冒。

小儿病症 02 小儿咳嗽

症状：咳嗽、咳痰、气喘、胸闷、咽痛、喉鸣、发热、哭闹等。

小儿咳嗽刮痧疗法扫扫看

【病症简介】

小儿咳嗽是小儿呼吸系统疾病之一。当呼吸道有异物或受到过敏性因素的刺激时，即会引起咳嗽。此外，呼吸系统疾病大部分都伴随咳嗽。根据病程可分为急性咳嗽、亚急性咳嗽和慢性咳嗽。

刮痧手法

01 廉泉（角刮法）

用角刮法从上往下刮拭廉泉穴1~2分钟，出痧即可，用力不宜过重。

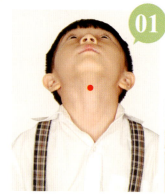
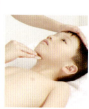

『穴位定位』

位于颈部，当前正中线上，结喉上方，舌骨上缘凹陷处。

天突（角刮法） 02

用角刮法从上往下刮拭天突穴1~2分钟，出痧即可，用力不宜过重。

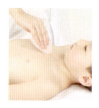
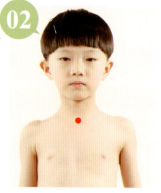

『穴位定位』

位于颈部，当前正中线上，胸骨上窝中央。

03 膻中（角刮法）

用角刮法从上往下刮拭膻中穴1~2分钟，出痧即可，用力不宜过重。

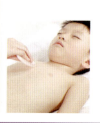

『穴位定位』

位于胸部，当前正中线上，平第四肋间，两乳头连线的中点。

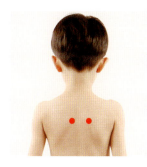
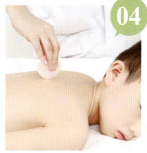

04 肺俞（面刮法）

用面刮法刮拭肺俞穴 1～2 分钟，力度轻柔，不可过重，以出痧为度。

『穴位定位』

位于背部，当第三胸椎棘突下，旁开 1.5 寸。

【功效解析】

廉泉可开窍除痰、清火利咽；天突可宣通肺气、消痰止咳；膻中可理气宽胸、清肺化痰；肺俞可解表宣肺、清热理气。四穴搭配刮痧，可加强清宣肺气、止咳化痰、降逆平喘之功，缓解小儿咳嗽。

随证加穴刮痧

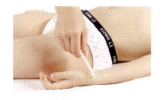
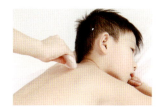
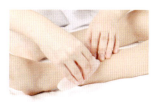

① 风寒咳嗽 + 列缺

典型特征： 初起咳嗽频繁，呛咳为主，或有少量稀白痰液，恶寒，无汗，或有发热、头痛。

刮痧： 用角刮法刮拭列缺穴 20 次，以出痧为度。

② 风热咳嗽 + 风门

典型特征： 咳嗽不爽或咳声重浊，痰黏稠色黄，口渴，咽痛，或有发热，微汗出。

刮痧： 用面刮法刮拭风门穴 20 次，以出痧为度。

③ 痰湿阻肺 + 丰隆

典型特征： 咳嗽痰多，色白而稀，容易咯出，胸膈满闷，动则咳嗽加剧，气喘痰鸣，神疲纳差。

刮痧： 用面刮法刮拭丰隆穴 20 次，以出痧为度。

✚ 老中医经验方

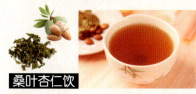
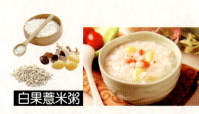

桑叶杏仁饮

- 取杏仁 40 克，桑叶 8 克，煎水，趁热饮用。
- 本品可治疗风热小儿咳嗽。

白果薏米粥

- 取水发薏米、大米各 80 克，白果 30 克，枸杞 3 克，煲粥，趁热食用。
- 本品可治疗痰湿阻肺小儿咳嗽。

小儿病症 03 小儿发热

症状：身热不退、面赤唇红、烦躁不安、大便干燥等。

【病症简介】

小儿发热是许多儿科疾病都有的症状。一般小儿体温超过37.3℃即为发热，俗称发烧。小儿正常体温是36～37.3℃，低热为37.3～38℃，中热为38～39℃，高热为39～40℃，超高热则为40℃以上。

刮痧手法

01 风池（角刮法）

用角刮法刮拭风池穴1～2分钟，以出痧为度。

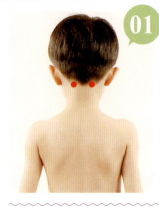

『穴位定位』

位于项部，当枕骨之下，与风府相平，胸锁乳突肌与斜方肌上端之间的凹陷处。

02 大椎（面刮法）

用面刮法从上往下刮拭大椎穴1～2分钟，以出痧为度。

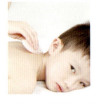
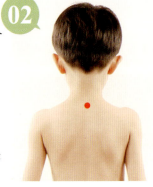

『穴位定位』

位于后正中线上，第七颈椎棘突下凹陷中。

03 肺俞（面刮法）

用面刮法从上往下刮拭肺俞穴1～2分钟，以出痧为度。

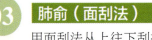
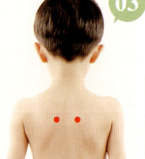

『穴位定位』

位于背部，当第三胸椎棘突下，旁开1.5寸。

【病症简介】

小儿扁桃体炎是小儿常见病的一种，4～6岁的小儿发病率较高。扁桃体位于口咽处三角形凹陷内，是呼吸道的第一道免疫器官。当吸入的病原微生物数量较多或毒力较强时，就会发生炎症。

小儿病症 04 — 小儿扁桃体炎

症状：扁桃体红肿、疼痛、化脓，畏寒，伴有头痛、咽痛等，高热。

刮痧手法

廉泉（角刮法）

用角刮法从上往下刮拭廉泉穴1～2分钟，以潮红、出痧为度。

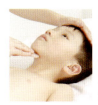
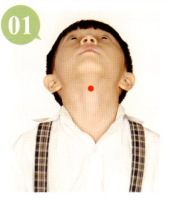

『穴位定位』

位于颈部，当前正中线上，结喉上方，舌骨上缘凹陷处。

02 天突（角刮法）

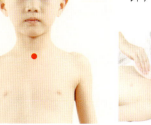

用角刮法从上往下刮拭天突穴1～2分钟，以潮红、出痧为度。

『穴位定位』

位于颈部，当前正中线上，胸骨上窝中央。

风池（角刮法）

用角刮法刮拭风池穴1～2分钟，力度由轻到重，以潮红出痧为度。

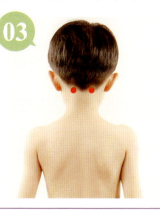

『穴位定位』

位于项部，当枕骨之下，与风府相平，胸锁乳突肌与斜方肌上端之间的凹陷处。

小儿扁桃体炎刮痧疗法扫扫看

小儿病症 05 小儿咽炎

症状：咽部干燥、灼热，咽痛，唾液增多，咽部充血、发痒，有异物感等。

【病症简介】

小儿咽炎是指小儿因咽部黏膜、黏膜下组织和淋巴组织病变所产生的感染，通常于患儿免疫力下降时，病原菌趁虚而入引发咽炎。可分为急性咽炎和慢性咽炎。

刮痧手法

01 风池（角刮法）

用角刮法从上往下刮拭风池穴30次，以出痧为度。

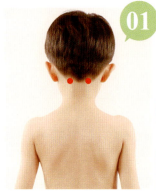

『穴位定位』

位于项部，当枕骨之下，与风府相平，胸锁乳突肌与斜方肌上端之间的凹陷处。

02 风府（角刮法）

用角刮法从上往下刮拭风府穴30次，以出痧为度。

『穴位定位』

位于项部，当后发际正中直上1寸，枕外隆凸直下，两侧斜方肌之间凹陷中。

03 大椎（角刮法）

用角刮法从上往下刮拭大椎穴30次，以出痧为度。

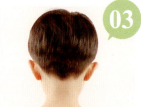

『穴位定位』

位于后正中线上，第七颈椎棘突下凹陷中。

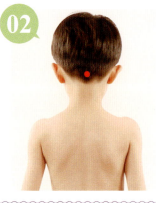
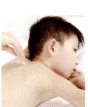

【病症简介】

小儿哮喘是儿科常见的慢性呼吸系统疾病，主要以呼吸困难为特征。本病常反复发作，迁延难愈，病因较为复杂，危险因素很高，通常发病常与环境因素有关。本病多为基因遗传性疾病，约20%病人有家族史。

小儿病症 06 小儿哮喘

症状：反复发作性喘息、呼吸困难、气促、胸闷或咳嗽等。

刮痧手法

01 定喘（角刮法）

用角刮法从上往下刮拭定喘穴1~2分钟，力度适中，以出痧为度。

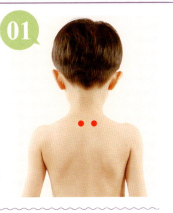

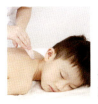

『穴位定位』

位于背部，当第七颈椎棘突下，旁开0.5寸。

02 肺俞（面刮法）

用面刮法从上往下刮拭肺俞穴1~2分钟，力度适中，以出痧为度。

『穴位定位』

位于背部，当第三胸椎棘突下，旁开1.5寸。

03 膏肓俞（面刮法）

用面刮法从上往下刮拭膏肓俞穴1~2分钟，力度适中，以出痧为度。

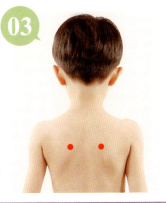

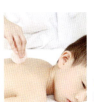

『穴位定位』

位于背部，当第四胸椎棘突下，旁开3寸。

小儿哮喘 刮痧疗法扫扫看

小儿病症 07 小儿口疮

症状 在口腔内唇、舌、齿龈等处出现白色或淡黄色的溃烂点。

【病症简介】

小儿口疮是因小儿口腔不卫生或饮食不当，或因身体原因造成的舌尖或口腔黏膜产生发炎、溃烂，而导致小儿进食不畅的疾病。患了口疮，要注意口腔卫生，勤漱口，多喝水，多食蔬菜、水果。

刮痧手法

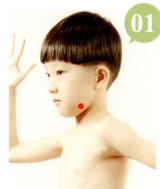

01 颊车（角刮法）

用角刮法刮拭颊车穴30次，力度适中，可不出痧。

『穴位定位』

位于面颊部，下颌角前上方约一横指（中指），当咀嚼时咬肌隆起，按之凹陷处。

承浆（角刮法）

用角刮法刮拭承浆穴30次，力度适中，可不出痧。

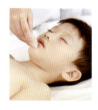

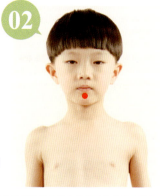

02

『穴位定位』

位于面部，当颏唇沟的正中凹陷处。

03 丝竹空（角刮法）

用角刮法刮拭丝竹空穴30次，力度轻柔，可不出痧。

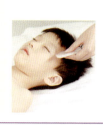

『穴位定位』

位于面部，眉梢凹陷处。

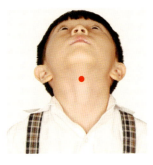 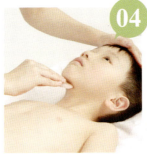

04 廉泉（角刮法）

用角刮法刮拭廉泉穴30次，力度适中，以出痧为度。

『穴位定位』

位于颈部，当前正中线上，结喉上方，舌骨上缘凹陷处。

【功效解析】

颊车可祛风清热、开关通络；承浆可祛风、通络、活血、消肿；丝竹空可散风止痛、清火明目；廉泉可利喉舒舌、消肿止痛。四穴搭配刮痧，可加强消肿止痛、疏风散邪之功，缓解小儿口疮。

随证加穴刮痧

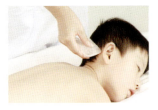 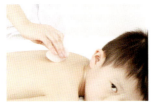 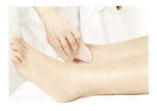

①风热乘脾 + 耳后高骨

典型特征： 口腔溃疡较多，周围红赤，疼痛拒食，烦躁多啼，口臭涎多。

刮痧： 用角刮法刮拭耳后高骨穴30次，以出痧为度。

②心脾积热 + 心俞

典型特征： 舌上糜烂或溃疡，色红疼痛，饮食困难，心烦不安，口干欲饮。

刮痧： 用面刮法刮拭心俞穴30次，以出痧为度。

③虚火上浮 + 太溪

典型特征： 口舌溃疡或糜烂，稀散色淡，疼痛不明显，口流清涎，口干不渴。

刮痧： 用角刮法刮拭太溪穴30次，以出痧为度。

✚ 老中医经验方

 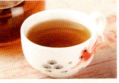

大黄绿茶

- 取大黄6克，绿茶叶4克，煎水，趁热饮用。
- 本品可治疗心脾积热小儿口疮。

六味地黄鸡汤

- 取熟地黄25克，淮山30克，鸡腿130克，姜片少许，煲汤，趁热饮用。
- 本品可治疗虚火上浮小儿口疮。

小儿病症 08 小儿流涎

症状：口角流涎，难以控制，伴饮食欠佳、大便失常等。

【病症简介】

小儿流涎，俗称"流口水"，是一种唾液增多的症状，多见于6个月至1岁半左右的小儿，常见于口腔和咽部黏膜炎症、面神经麻痹、脑炎后遗症等所致的唾液分泌过多，吞咽不利也可导致流涎。

刮痧手法

01 承浆（角刮法）

用角刮法刮拭承浆穴20~30次，力度轻柔，可不出痧。

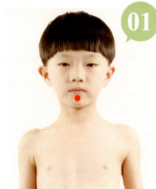

『穴位定位』

位于面部，当颏唇沟的正中凹陷处。

02 地仓（角刮法）

用角刮法刮拭地仓穴20~30次，力度轻柔，可不出痧。

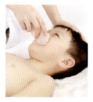

『穴位定位』

位于面部，口角外侧，上直对瞳孔。

03 足三里（面刮法）

用面刮法刮拭足三里穴1~2分钟，至皮肤潮红、发热即可。

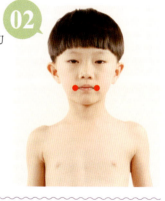

『穴位定位』

位于小腿前外侧，当犊鼻下3寸，距胫骨前缘一横指（中指）。

小儿流涎刮痧疗法扫扫看

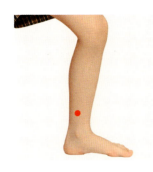
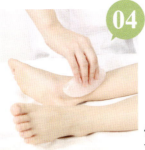

04 三阴交（面刮法）

用面刮法刮拭三阴交穴1~2分钟，至皮肤潮红、发热即可。

『穴位定位』

位于小腿内侧，当足内踝尖上3寸，胫骨内侧缘后方。

【功效解析】

承浆可生津敛液、舒筋活络；地仓可疏风通络、开关通窍；足三里可健脾和胃、益气和血、扶正培元；三阴交可健脾理血、益肾平肝。四穴搭配刮痧，可加强健脾和胃、益肾敛液之功，缓解小儿流涎。

随证加穴刮痧

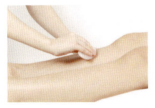
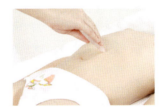
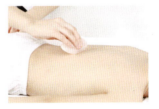

①脾胃湿热 + 阴陵泉

典型特征：流涎黏稠，口气臭秽，食欲不振，腹胀，腹痛，便秘或大便热臭，小便黄赤。

刮痧：用角刮法刮拭阴陵泉穴30次，以出痧为度。

②脾气虚弱 + 中脘

典型特征：流涎清稀，口淡无味，面色苍白或萎黄，肌肉消瘦，倦怠乏力，大便稀薄。

刮痧：用角刮法刮拭中脘穴30次，以出痧为度。

③脾胃虚寒 + 脾俞

典型特征：涎多清稀，饮食欠佳，大便溏薄，甚至完谷不化。

刮痧：用面刮法刮拭脾俞穴30次，力度适中，以出痧为度。

✦ 老中医经验方

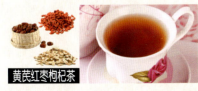
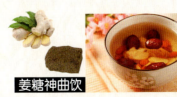

黄芪红枣枸杞茶

- 取黄芪15克，红枣5枚，枸杞5克，煎水，趁热饮用。
- 本品可治疗脾气虚弱小儿流涎。

姜糖神曲饮

- 取姜片10克，神曲少许，煎水，趁热饮用。
- 本品可治疗脾胃虚寒小儿流涎。

小儿病症 09 小儿流鼻血

症状：鼻中出血,伴或不伴发热、咳嗽、盗汗、口臭、大便干结等。

【病症简介】

小儿鼻腔黏膜中的微细血管分布较为浓密,且敏感而脆弱,容易破裂导致出血。引起偶尔流鼻血的原因有上火、心情焦虑,或被异物撞击、人为殴打等因素。鼻出血的患儿平常要多食水果蔬菜及容易消化的食物。

刮痧手法

01 迎香（角刮法）

用角刮法从上往下刮拭迎香穴20次,力度轻柔,可不出痧。

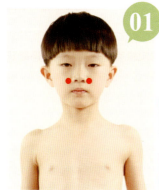

『穴位定位』
位于鼻翼外缘中点旁,当鼻唇沟中。

合谷（角刮法） 02

用角刮法刮拭合谷穴20~30次,力度轻柔,可不出痧。

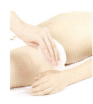
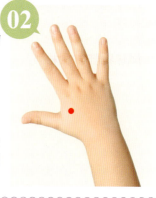

『穴位定位』
位于手背,第一、二掌骨间,当第二掌骨桡侧的中点处。

03 太冲（角刮法）

用角刮法从上往下刮拭太冲穴20~30次,力度轻柔,可不出痧。

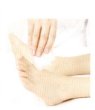

『穴位定位』
位于足背侧,当第一跖骨间隙的后方凹陷处。

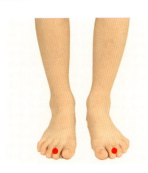
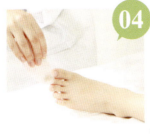

04 厉兑（角刮法）

用角刮法从上往下刮拭厉兑穴20～30次，力度轻柔，可不出痧。

『穴位定位』

位于足第二趾末节外侧，距趾甲角0.1寸（指寸）。

【功效解析】

迎香可祛风通窍、理气止痛；合谷可疏风解表、清泄肺气、通降肠胃；太冲可平肝泄热、舒肝养血；厉兑可清热和胃、苏厥醒神。四穴搭配刮痧，可加强清热凉血、通关开窍之功，缓解小儿流鼻血。

随证加穴刮痧

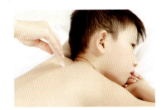
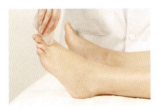
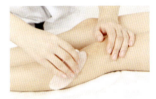

①风热犯肺 + 大椎

典型特征： 鼻出血或涕中带血，口干咽痛，咳嗽，头身疼痛。

刮痧： 用角刮法刮拭大椎穴30次，以出痧为度。

②火热炽盛 + 内庭

典型特征： 鼻出血量多色红，伴牙龈出血，口渴喜饮，大便秘结，小便赤黄。

刮痧： 用角刮法刮拭内庭穴30次，以出痧为度。

③气血不足 + 足三里

典型特征： 鼻出血色淡，倦怠乏力，头晕目眩，食欲不振。

刮痧： 用面刮法刮拭足三里穴30次，以出痧为度。

✚ 老中医经验方

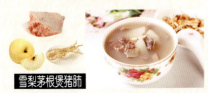
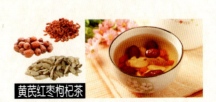

雪梨茅根煲猪肺

- 取猪肺500克，雪梨50克，茅根15克，姜片少许，煲汤，趁热饮用。
- 本品可治疗风热犯肺小儿流鼻血。

黄芪红枣枸杞茶

- 取黄芪15克，红枣5枚，枸杞5克，煎水，趁热饮用。
- 本品可治疗气血不足小儿流鼻血。

小儿病症 10

小儿腹泻

症状 大便次数增多、腹胀肠鸣、酸腐臭秽、粪质稀薄等。粪便

小儿腹泻，刮痧疗法扫扫看

【病症简介】

小儿腹泻多见于2岁以下的婴幼儿，是小儿常见病之一。可由饮食不当和肠道细菌感染或病毒感染引起。严重者可导致身体脱水、酸中毒、电解质紊乱等现象，更甚者可危及小儿生命。

刮痧手法

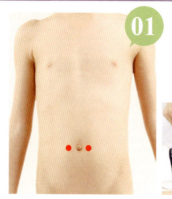

01 肓俞（角刮法）

用角刮法刮拭肓俞穴1～3分钟，力度适中，可不出痧。

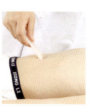

『穴位定位』

位于腹中部，当脐中旁开0.5寸。

商曲（角刮法）

用角刮法刮拭商曲穴2～3分钟，力度适中，可不出痧。

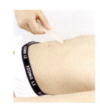

『穴位定位』

位于上腹部，当脐中上2寸，前正中线旁开0.5寸处。

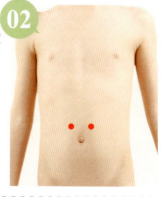

03 上廉（面刮法）

用面刮法从上往下刮拭上廉穴1～2分钟，可不出痧。

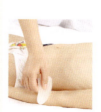

『穴位定位』

位于前臂背面桡侧，当阳溪与曲池连线上，肘横纹下3寸。

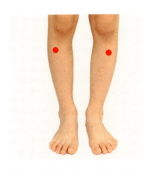 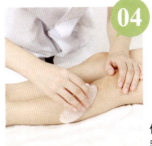

04 足三里（面刮法）

用面刮法刮拭足三里穴1～2分钟，以皮肤潮红、发热为度。

『穴位定位』

位于小腿前外侧，当犊鼻下3寸，距胫骨前缘一横指（中指）。

【功效解析】

肓俞可理气止痛、调理肠胃；商曲可健脾和胃、消积止痛；上廉可调理肠胃、通经活络；足三里可理脾胃、调气血、补虚乏、泻胃热。四穴搭配刮痧，可加强健脾和胃、涩肠止泻之功，缓解小儿腹泻。

随证加穴刮痧

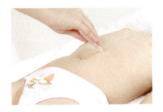 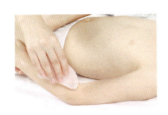 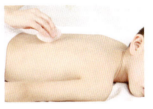

①寒湿泄泻 + 中脘

典型特征：大便清稀多沫，色淡不臭，肠鸣腹泻，面色淡白，小便清长。

刮痧：用角刮法刮拭中脘穴30次，以出痧为度。

②湿热泄泻 + 曲池

典型特征：腹痛即泻，大便黄褐热臭，身有微热，口渴，尿少色黄。

刮痧：用角刮法刮拭曲池穴30次，以出痧为度。

③脾虚泄泻 + 脾俞

典型特征：久泻不愈或反复发作，面色苍白，饮食不振，大便稀薄夹有奶块及食物残渣。

刮痧：用面刮法刮拭脾俞穴30次，可不出痧。

✚ 老中医经验方

茯苓党参生姜粥

- 取大米100克，茯苓25克，党参10克，姜片少许，煲粥，趁热食用。
- 本品可治疗寒湿小儿腹泻。

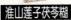
淮山莲子茯苓糊

- 取莲子170克，淮山40克，茯苓25克，磨粉制糊，趁热食用。
- 本品可治疗脾虚小儿腹泻。

小儿病症 11

小儿便秘

症状：排便次数减少、便干结、腹胀、不欲饮食等。粪便量减少、粪

小儿便秘刮痧疗法扫扫看

【病症简介】

小儿便秘是指患儿1周内排便次数少于3次的病症。新生儿正常排便为出生一周后一天排便4~6次，3~4岁的小儿排便次数一天1~2次为正常。小儿便秘严重者可影响到儿童的记忆力和智力发育。

刮痧手法

01 天枢（角刮法）

用角刮法从上而下刮拭天枢穴20次，以皮肤出痧为度。

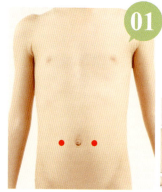

『穴位定位』

位于腹中部，距脐中2寸处。

足三里（面刮法）

用面刮法从上往下刮拭足三里穴20次，可不出痧。

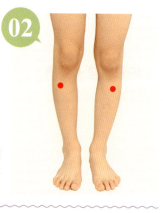

02

『穴位定位』

位于小腿前外侧，当犊鼻下3寸，距胫骨前缘一横指（中指）。

03 上巨虚（角刮法）

用角刮法从上往下刮拭上巨虚穴20次，可不出痧。

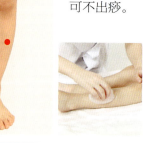

『穴位定位』

位于小腿前外侧，当犊鼻下6寸，距胫骨前缘一横指（中指）。

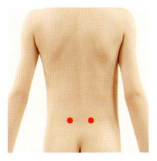
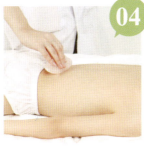

04 大肠俞（面刮法）

用面刮法刮拭大肠俞穴20次，力度适中，以皮肤潮红、出痧为度。

『穴位定位』

位于腰部，当第四腰椎棘突下，旁开1.5寸。

【功效解析】

天枢可疏调肠腑、理气化滞；足三里可理脾胃、调气血、补虚乏、泻胃热；上巨虚可通肠化滞、理脾和胃；大肠俞可理气降逆、调和肠胃。四穴搭配刮痧，可加强通肠化滞、健脾和胃之功，缓解小儿便秘。

随证加穴刮痧

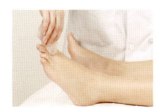
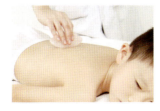
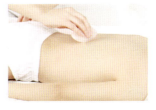

①热邪壅盛 + 内庭

典型特征： 大便干结难解，身热烦渴，口干，口臭，喜冷饮。

刮痧： 用角刮法刮拭内庭穴30次，以出痧为度。

②气机郁滞 + 肝俞

典型特征： 便秘，胁痛，胸胁胀满不舒，嗳气，饮食欠佳。

刮痧： 用面刮法刮拭肝俞穴30次，以出痧为度。

③气血亏虚 + 脾俞

典型特征： 大便努挣难下，大便不干，面色无华，倦怠乏力。

刮痧： 用面刮法刮拭脾俞穴30次，以出痧为度。

✚ 老中医经验方

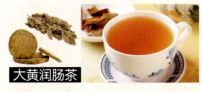

大黄润肠茶

- 取大黄5克，番泻叶少许，煎水，趁热饮用。
- 本品可治疗热邪壅盛小儿便秘。

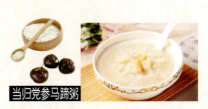

当归党参马蹄粥

- 取马蹄100克，党参10克，当归8克，水发大米120克，煲粥，趁热食用。
- 本品可治疗气血亏虚小儿便秘。

小儿病症 12 小儿厌食

症状：呕吐、食欲不振、腹泻、便秘、腹胀、腹痛、便血等。

【病症简介】

小儿厌食表现为小儿长时间食欲减退或消失，以进食量减少为其主要特征，是一种慢性消化性功能紊乱综合征。常见于1~6岁的小儿，因不喜进食很容易导致小儿营养不良、贫血、佝偻病等病症。

刮痧手法

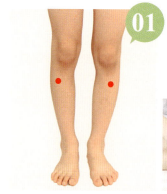

01 足三里（面刮法）

用面刮法刮拭足三里穴1~2分钟，力度由轻到重，至皮肤潮红、发热即可。

『穴位定位』

位于小腿前外侧，当犊鼻下3寸，距胫骨前缘一横指（中指）。

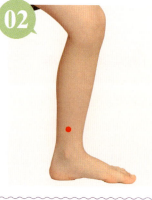

02 三阴交（角刮法）

用角刮法从上往下刮拭三阴交穴1~2分钟，力度由轻到重，至皮肤潮红、发热即可。

『穴位定位』

位于小腿内侧，当足内踝尖上3寸，胫骨内侧缘后方。

03 脾俞（面刮法）

用面刮法从上往下刮拭脾俞穴1~2分钟，力度由轻到重，至皮肤潮红、发热即可。

『穴位定位』

位于背部，当第十一胸椎棘突下，旁开1.5寸。

小儿厌食刮痧疗法扫扫看

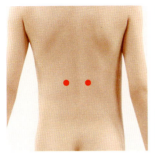
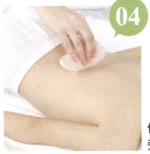

04 胃俞（面刮法）

用面刮法从上往下刮拭胃俞穴1～2分钟，力度由轻到重，至皮肤潮红、发热即可。

『穴位定位』

位于背部，当第十二胸椎棘突下，旁开1.5寸。

【功效解析】

足三里可理脾胃、调气血、补虚乏、泻胃热；三阴交可健脾理血、益肾平肝；脾俞可健脾和胃、利湿升清；胃俞可和胃健脾、理中降逆。四穴搭配刮痧，可加强健脾和胃、降逆止呕之功，缓解小儿厌食。

随证加穴刮痧

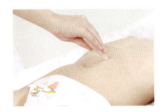
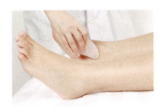
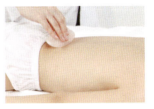

① 脾失健运 + 中脘

典型特征： 食欲不振，面黄肌瘦，精神倦怠，乏力，或大便溏稀。

刮痧： 用角刮法刮拭中脘穴20次，以皮肤潮红为度。

② 胃阴不足 + 太溪

典型特征： 口干多饮，不喜进食，皮肤干燥，大便干结。

刮痧： 用角刮法刮拭太溪穴30次，以出痧为度。

③ 饮食积滞 + 大肠俞

典型特征： 食欲减退，恶心呕吐，手足心热，睡眠不安，腹胀或腹泻。

刮痧： 用面刮法刮拭大肠俞穴30次，以出痧为度。

✚ 老中医经验方

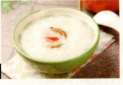

陈皮大米粥

- 取水发大米120克，陈皮5克，煲粥，趁热食用。
- 本品可治疗脾失健运小儿厌食。

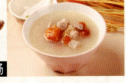

山楂麦芽益食汤

- 取猪肉200克，山楂8克，麦芽5克，蜜枣3克，煲汤，趁热饮用。
- 本品可治疗饮食积滞小儿厌食。

小儿病症 13

小儿消化不良

症状：餐后饱胀、进食量少，偶有呕吐、哭闹不安等。

【病症简介】

小儿消化不良是由饮食不当或非感染性引起的小儿肠胃疾患，影响患儿进食，导致身体营养摄入不足，发生营养不良概率较高，对小儿生长发育也会造成一定的影响。

刮痧手法

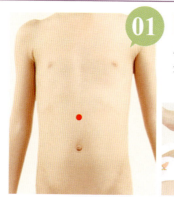

01 中脘（角刮法）

用角刮法从上往下刮拭中脘穴1~2分钟，力度由轻到重，以出痧为度。

『穴位定位』

位于上腹部，前正中线上，当脐中上4寸。

02 板门（角刮法）

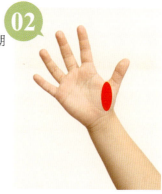

用角刮法刮拭板门穴1~2分钟，以潮红、发热为度。

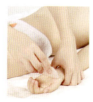

『穴位定位』

位于手掌大鱼际处。

03 梁丘（面刮法）

用面刮法从上往下刮拭梁丘穴1~2分钟，力度由轻到重，以潮红、发热为度。

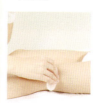

『穴位定位』

位于大腿前面，当髂前上棘与髌底外侧端的连线上，髌底上2寸。

【病症简介】

小儿佝偻病，民间俗称"软骨病"，是一种以骨骼生长发育障碍和肌肉松弛为主的慢性营养缺乏疾病。多见于3岁以下的小孩，其发病原因是先天营养不足、喂养不当、维生素D缺乏等。

小儿病症 14

小儿佝偻病

症状：骨痛、骨畸形、骨折、烦躁不安、哭闹、夜间容易惊醒、多汗等。

刮痧手法

足三里（面刮法）

用面刮法刮拭足三里穴5～10次，以皮肤潮红、发热为度。

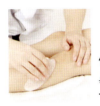
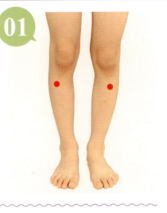

01

『穴位定位』

位于小腿前外侧，当犊鼻下3寸，距胫骨前缘一横指（中指）。

脾俞（面刮法）

02

用面刮法刮拭脾俞穴5～10次，以出痧为度。

『穴位定位』

位于背部，当第十一胸椎棘突下，旁开1.5寸。

胃俞（面刮法）

03

用面刮法刮拭胃俞穴5～10次，以出痧为度。

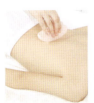
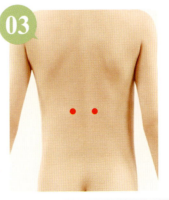

『穴位定位』

位于背部，当第十二胸椎棘突下，旁开1.5寸。

小儿佝偻病
刮痧疗法扫扫看

小儿病症 15 小儿多动症

症状：注意力不集中、不适当地奔跑、爬上爬下或小动作不断等。

【病症简介】

小儿多动症即注意缺陷多动障碍，与同龄儿童相比，患儿有明显的注意力不集中、易受干扰、活动过度等特征。小儿多动症是儿童时期最常见的行为障碍，通常于6岁前起病，很多患儿症状可持续到青春期。

刮痧手法

01 神庭（角刮法）

用角刮法刮拭神庭穴15～20次，力度适中，以皮肤潮红为度。

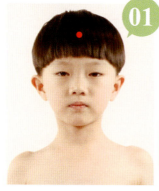

『穴位定位』

位于头部，当前发际正中直上0.5寸。

02 百会（角刮法）

用角刮法刮拭百会穴15～20次，力度适中，以皮肤潮红为度。

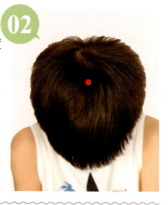

『穴位定位』

位于头部，当前发际正中直上5寸，或两耳尖连线的中点处。

03 曲池（角刮法）

用角刮法从上往下刮拭曲池穴1～3分钟，以皮肤潮红、发热为度。

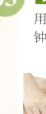

『穴位定位』

位于肘横纹外侧端，屈肘，当尺泽与肱骨外上髁连线的中点。

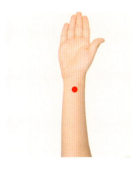
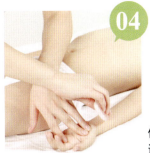

04 内关（角刮法）

用角刮法从上往下刮拭内关穴1~3分钟，以皮肤潮红、发热为度。

『穴位定位』

位于前臂掌侧，当曲泽与大陵的连线上，腕横纹上2寸。

【功效解析】

神庭可清头明目、宁心安神；百会可熄风醒脑、升阳固脱；曲池可清热和营、降逆活络；内关可宁心安神、和胃和逆、理气镇痛。四穴搭配刮痧，可加强醒脑开窍、宁心安神之功，缓解小儿多动症。

随证加穴刮痧

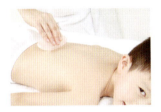
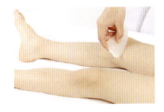
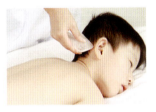

①精血亏虚 + 肾俞

典型特征： 形体消瘦，面色萎黄，精神不振，反应迟钝，注意力涣散，多动而不暴戾，自控能力差。

刮痧： 用面刮法刮拭肾俞穴30次，以出痧为度。

②心脾两虚 + 血海

典型特征： 多动不静，行为杂乱而无目的性，精神涣散，常自汗出，心悸健忘，厌食偏食，面色少华。

刮痧： 用面刮法刮拭血海穴30次，以出痧为度。

③痰火扰心 + 耳后高骨

典型特征： 多动难静，烦躁不宁，冲动任性，注意力不集中，胸中烦热。

刮痧： 用角刮法刮拭耳后高骨穴30次，力度适中，以出痧为度。

✚ 老中医经验方

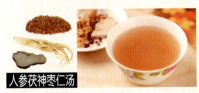
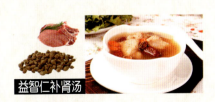

人参茯神枣仁汤

- 取人参50克，茯神10克，酸枣仁17克，煎水，趁热饮用。
- 本品可治疗心脾两虚小儿多动症。

益智仁补肾汤

- 取益智仁10克，枸杞9克，瘦肉150克，姜片少许，煲汤，趁热饮用。
- 本品可治疗精血亏虚小儿多动症。

小儿病症 16 — 小儿盗汗

症状：睡时汗出，醒则停止，伴潮热、四肢倦怠、饮食欠佳等。

小儿盗汗 刮痧疗法扫扫看

【病症简介】

小儿盗汗是指小孩在睡熟时全身出汗，醒则汗停的病症。中医认为，汗为心液，若盗汗长期不止，心肾元气耗伤将十分严重，多主张积极治疗其本，即健脾补气固本，以减少或杜绝盗汗的发生。

刮痧手法

01 膻中（角刮法）

用角刮法刮拭膻中穴1～3分钟，力度轻柔，以出痧为度。

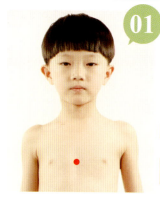
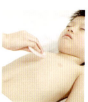

『穴位定位』

位于胸部，当前正中线上，平第四肋间，两乳头连线的中点。

02 中脘（角刮法）

用角刮法从上往下刮拭中脘穴1～3分钟，力度由轻到重，以潮红、发热为度。

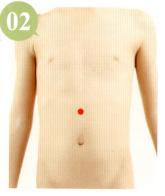

『穴位定位』

位于上腹部，前正中线上，当脐中上4寸。

03 复溜（角刮法）

用角刮法刮拭复溜穴3～5分钟，可不出痧。

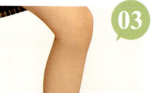
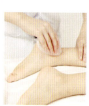

『穴位定位』

位于小腿内侧，太溪直上2寸，跟腱的前方。

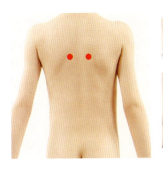
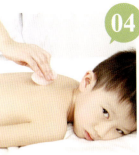

04 心俞（面刮法）

用面刮法从上往下刮拭心俞穴1~3分钟，力度适中，以皮肤潮红、发热为度。

『穴位定位』

位于背部，当第五胸椎棘突下，旁开1.5寸。

【功效解析】

膻中可理气宽胸、清肺化痰、平喘；中脘可理气和胃、化湿降逆；复溜可益肾利水、发汗止汗；心俞宁心安神、理气调血。四穴搭配刮痧，可加强益气安神、养阴敛汗之功，缓解小儿盗汗。

随证加穴刮痧

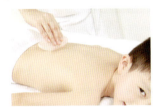
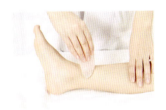
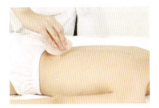

①气阴不足 + 肾俞

典型特征： 以盗汗为主，常伴自汗，汗出较多，精神不振，形体消瘦，心烦少寐，或低热，口干。

刮痧： 用面刮法刮拭肾俞穴30次，以皮肤潮红为度。

②阴虚火旺 + 三阴交

典型特征： 盗汗为主，头身汗出较多，形体消瘦，烦躁易怒，夜寐不宁，唇燥口干，大便秘结。

刮痧： 用角刮法刮拭三阴交穴30次，以出痧为度。

③脾胃湿热 + 大肠俞

典型特征： 盗汗、自汗并见，头额、心胸、手足汗多，手足心热，病程较短，口臭，食少，或腹胀腹痛。

刮痧： 用面刮法刮拭大肠俞穴30次，以出痧为度。

✚ 老中医经验方

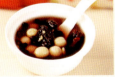

浮小麦莲子黑枣汤

- 取浮小麦20克，黑枣45克，莲子80克，煲汤，趁热饮用。
- 本品可治疗阴虚火旺小儿盗汗。

陈皮绿豆汤

- 取水发绿豆200克，水发陈皮丝8克，煲汤，趁热饮用。
- 本品可治疗脾胃湿热小儿盗汗。

小儿病症 17

小儿遗尿

症状

小儿睡梦中小便自遗，醒后方觉，食欲不振，气短神疲等。

小儿遗尿刮痧疗法扫扫看

【病症简介】

3岁以上的小儿一个月内尿床次数达到3次以上，医学上之称为"遗尿症"，一般是男孩多于女孩。预防小儿遗尿应从小为儿童建立良好的作息制度，掌握其夜间排尿规律，培养儿童生活自理能力。

刮痧手法

01 百会（角刮法）

用角刮法刮拭百会穴3分钟，力度适中，以皮肤发热为度。

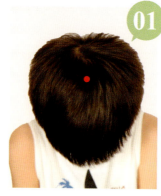

『穴位定位』

位于头部，当前发际正中直上5寸，或两耳尖连线的中点处。

太冲（角刮法） 02

用角刮法刮拭太冲穴1~3分钟，力度适中，以皮肤潮红、发热为度。

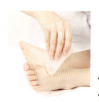

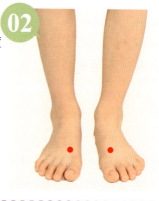

『穴位定位』

位于足背侧，当第一跖骨间隙的后方凹陷处。

03 肾俞（面刮法）

用面刮法刮拭肾俞穴1~3分钟，力度适中，以出痧为度。

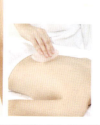

『穴位定位』

位于腰部，当第二腰椎棘突下，旁开1.5寸。

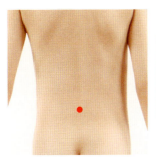 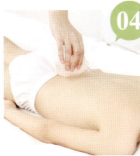

04 命门（面刮法）

用面刮法刮拭命门穴1～3分钟，力度适中，以出痧为度。

『穴位定位』

位于腰部，当后正中线上，第二腰椎棘突下凹陷中。

【功效解析】

百会可熄风醒脑、升阳固脱；太冲可平肝泄热、舒肝养血、清利下焦；肾俞可益肾助阳、强腰利水；命门可培元补肾、强健腰脊。四穴搭配刮痧，可加强益肾强腰、调理下焦之功，缓解小儿遗尿。

随证加穴刮痧

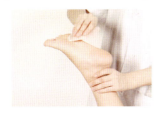 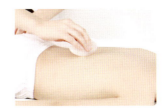 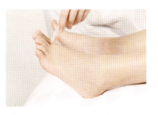

① 肾气不足 + 涌泉

典型特征： 面色苍白，反应迟钝，倦怠乏力，肢冷形寒，腰腿酸软。
刮痧： 用角刮法刮拭涌泉穴30次，以出痧为度。

② 脾肺气弱 + 脾俞

典型特征： 面色无华，气短自汗，形瘦乏力，食欲不振，大便溏薄。
刮痧： 用面刮法刮拭脾俞穴30次，以出痧为度。

③ 肝经郁热 + 行间

典型特征： 小便短赤，频数不能自忍，性情急躁，手足心热，面赤唇红。
刮痧： 用角刮法刮拭行间穴30次，以出痧为度。

✚ 老中医经验方

  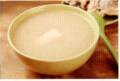

芡实莲子粥

- 取水发大米120克，水发莲子75克，水发芡实90克，煲粥，趁热食用。
- 本品可治疗肾气不足小儿遗尿。

淮山黄芪鲫鱼汤

- 取鲫鱼1条，淮山8克，黄芪3克，姜片5克，煲汤，趁热饮用。
- 本品可治疗脾肺气弱小儿遗尿。

小儿病症 18 小儿脑炎后遗症

症状：高热不退或仅为低热，头痛、呕吐、精神欠佳等。

【病症简介】

小儿脑炎后遗症是小儿脑炎治疗后还残留神经、精神方面的症状，以病毒性脑炎最为常见，由于病毒的种类不同，脑炎的表现也就多种多样。该病病情轻重不等，轻者可治愈，严重者可危及生命。

刮痧手法

01 百会（角刮法）

用角刮法刮拭百会穴15～20次，力度适中，以皮肤发热为度。

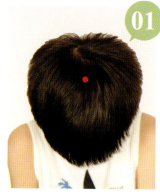

『穴位定位』

位于头部，当前发际正中直上5寸，或两耳尖连线的中点处。

四神聪（角刮法）

用角刮法刮拭四神聪穴15～20次，力度适中，以皮肤发热为度。

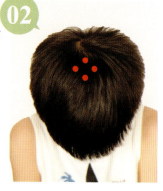

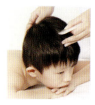

『穴位定位』

位于头顶部，当百会前后左右各1寸，共四穴。

03 印堂（角刮法）

用角刮法刮拭印堂穴1～2分钟，力度适中，以皮肤潮红、发热为度。

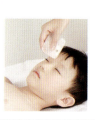

『穴位定位』

位于额部，当两眉头之中间。

小儿脑炎后遗症刮痧疗法扫扫看

【病症简介】

小儿落枕在临床上并不多见，但是它的发病机理却跟成人基本相似。小儿落枕常因感受寒凉或睡姿不良等所致。中医所说"不通则痛"可以很好地解释落枕疼痛的原因。

小儿病症 19

小儿落枕

症状：颈项强痛、转侧不利、头痛、头晕等。

刮痧手法

合谷（角刮法） 01

用角刮法刮拭合谷穴20～30次，力度适中，以出痧为度。

『穴位定位』
位于手背，第一、二掌骨间，当第二掌骨桡侧的中点处。

风池（角刮法） 02

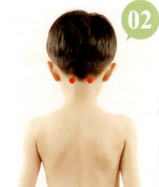

用角刮法刮拭风池穴5～10次，以皮肤潮红、出痧为度。

『穴位定位』
位于项部，当枕骨之下，与风府相平，胸锁乳突肌与斜方肌上端之间的凹陷处。

肩井（角刮法） 03

用角刮法刮拭肩井穴5～10次，以皮肤潮红、出痧为度。

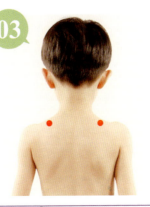

『穴位定位』
位于肩上，前直乳中，当大椎与肩峰端连线的中点上。

小儿落枕刮痧疗法扫一扫看

小儿病症 20 小儿惊风

症状：抽搐伴高热、昏迷、四肢不温、神疲倦怠等。

【病症简介】

小儿惊风又称"小儿惊厥"，是小儿时期常见的一种急重病症。常见于5岁以下的小儿，年龄越小，发病率越高。但凡发病往往比较凶险，变化快，威胁生命。

刮痧手法

01 百会（角刮法）

用角刮法刮拭百会穴20～30次，以皮肤发热为度。

『穴位定位』

位于头部，当前发际正中直上5寸，或两耳尖连线的中点处。

02 合谷（角刮法）

用角刮法刮拭合谷穴1～2分钟，力度适中，以皮肤潮红、发热为度。

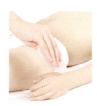

『穴位定位』

位于手背，第一、二掌骨间，当第二掌骨桡侧的中点处。

03 太冲（角刮法）

用角刮法刮拭太冲穴1～2分钟，力度适中，以皮肤潮红、发热为度。

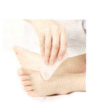

『穴位定位』

位于足背侧，当第一跖骨间隙的后方凹陷处。

小儿惊风 刮痧疗法扫扫看

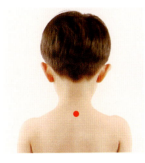
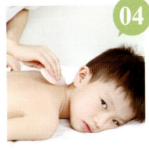

04 大椎（面刮法）

用面刮法从上往下刮拭大椎穴1～2分钟，以出痧为度。

『穴位定位』

位于后正中线上，第七颈椎棘突下凹陷中。

【功效解析】

百会可醒神志、苏厥逆、平肝熄风、升阳固脱；合谷可镇静止痛、通经活经；太冲可平肝泄热、舒肝养血；大椎可解表通阳、补虚宁神。四穴搭配刮痧，可加强醒脑开窍、活络安神之功，缓解小儿惊风。

随证加穴刮痧

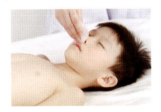
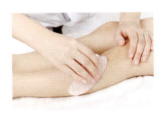
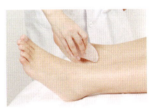

①肝风内动 + 人中

典型特征：来势急骤，初起常有壮热面赤，烦躁不宁，摇头弄舌，咬牙，睡中惊醒，继则神昏。

刮痧：用角刮法刮拭人中穴3分钟。

②脾阳虚弱 + 足三里

典型特征：起病缓慢，面黄肌瘦，四肢不温，呼吸微弱，时有抽搐，大便稀薄，色青带绿。

刮痧：用面刮法刮拭足三里穴30次，以出痧为度。

③肝肾阴亏 + 太溪

典型特征：起病缓慢，囟门低陷，昏睡露睛，时有抽搐，神倦虚烦，面色潮红，手足心热。

刮痧：用角刮法刮拭太溪穴30次，以出痧为度。

✚ 老中医经验方

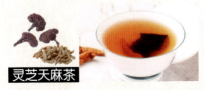

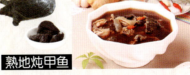

灵芝天麻茶

- 取灵芝20克，天麻15克，煎水，趁热饮用。
- 本品可治疗肝风内动小儿惊风。

熟地炖甲鱼

- 取甲鱼300克，熟地8克，枸杞5克，姜片少许，煲汤，趁热饮用。
- 本品可治疗肝肾阴亏小儿惊风。

小儿病症 21 小儿夜啼

症状：小儿长期夜间烦躁不安、啼哭不停，或时哭时止、辗转难睡。

【病症简介】

小儿夜啼，常见于1岁以内的哺乳期婴儿，多因受惊或身体不适所引起。中医认为本病多因小儿脾寒、神气未充、心火上乘、食积等所致。婴儿入夜啼哭不安，难以查明其真正原因，请尽早就医治疗。

刮痧手法

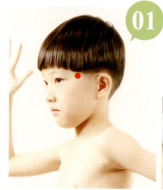

01 太阳（角刮法）

用角刮法刮拭太阳穴20~30次，力度轻柔，以皮肤潮红为度。

『穴位定位』

位于颞部，当眉梢与目外眦之间，向后约一横指的凹陷处。

百会（角刮法）

用角刮法刮拭百会穴3分钟，力度适中，以皮肤发热为度。

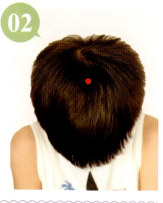

02

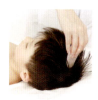

『穴位定位』

位于头部，当前发际正中直上5寸，或两耳尖连线的中点处。

03 滑肉门（角刮法）

用角刮法刮拭滑肉门穴1~2分钟，力度适中，可不出痧。

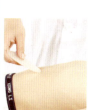

『穴位定位』

位于上腹部，当脐中上1寸，距前正中线2寸。

小儿夜啼，刮痧疗法扫扫看

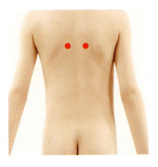
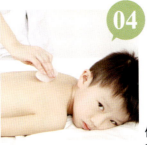

04 心俞（面刮法）

用面刮法从上往下刮拭心俞穴1～2分钟，力度适中，以皮肤潮红、发热为度。

『穴位定位』

位于背部，当第五胸椎棘突下，旁开1.5寸。

【功效解析】

太阳可清肝明目、通络止痛；百会可醒神志、苏厥逆、平肝熄风、升阳固脱；滑肉门可镇惊安神、清心开窍；心俞可宁心安神、理气调血。四穴搭配刮痧，可加强安神定志、清心安神之功，缓解小儿夜啼。

随证加穴刮痧

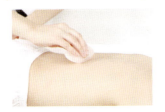
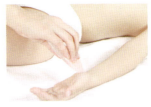
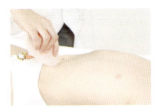

① **脾脏虚寒 + 脾俞**

典型特征：睡喜俯卧曲腰而啼，四肢发凉，大便溏，面色青白。

刮痧：用面刮法刮拭脾俞穴30次，力度适中，以出痧为度。

② **心经积热 + 神门**

典型特征：睡喜仰卧，见灯火则啼哭愈甚，烦躁不安，小便短赤，大便秘结。

刮痧：用角刮法刮拭神门穴30次，力度适中，以出痧为度。

③ **乳食积滞 + 天枢**

典型特征：夜间阵发啼哭，脘腹胀满，呕吐乳块，大便酸臭。

刮痧：用面刮法刮拭天枢穴30次，力度适中，以出痧为度。

✚ 老中医经验方

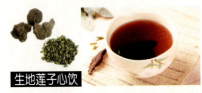
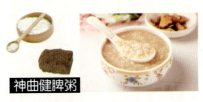

生地莲子心饮

- 取生地5克，莲子心3克，煎水，趁热饮用。
- 本品可治疗心经积热小儿夜啼。

神曲健脾粥

- 取水发大米180克，神曲、白术、党参、麦芽各少许，煲粥，趁热食用。
- 本品可治疗乳食积滞小儿夜啼。

小儿病症 22

小儿失眠

症状 小儿经常性睡眠不安或难以入睡、易醒，精神状况不佳等。

小儿失眠 刮痧疗法扫扫看

【病症简介】

小儿失眠的原因一般是饥饿或过饱、身体不舒适、睡前过于兴奋、生活不规律、环境改变或嘈杂、因与亲密抚养者分离而产生焦虑。较大儿童的失眠除以上原因外还常与学习、家庭等造成的焦虑、抑郁有关。

刮痧手法

01 安眠（角刮法）

用角刮法刮拭安眠穴1～2分钟，力度轻柔，以潮红、出痧为度。

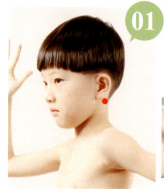

『穴位定位』

位于翳风穴与风池穴连线的中点处。

02 内关（角刮法）

用角刮法刮拭内关穴5～10次，以潮红、发热为度。

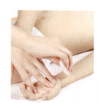

『穴位定位』

位于前臂掌侧，当曲泽与大陵的连线上，腕横纹上2寸，掌长肌腱与桡侧腕屈肌腱之间。

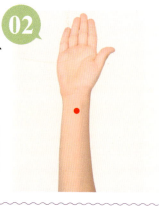

03 神门（角刮法）

用角刮法刮拭神门穴5～10次，以潮红、发热为度。

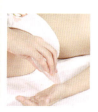

『穴位定位』

位于腕部，腕掌侧横纹尺侧端，尺侧腕屈肌腱的桡侧凹陷处。